CHRISTINE RICKHOFF • JOËLLE TOURLONIAS

# Deine Schwangerschaft

Tag f



Wertvolle Ratschläge, Infos und Ideen

arsEdition

Die im Buch veröffentlichten Ratschläge wurden mit größter Sorgfalt erarbeitet und geprüft.
Eine Garantie kann jedoch nicht übernommen werden. Ebenso wird eine Haftung für Personen-, Sach- oder Vermögensschäden ausgeschlossen.

In einigen Fällen war es nicht möglich, für den Abdruck der Texte die Rechteinhaber:innen zu ermitteln.
Honoraransprüche der Autor:innen, Verlage und ihrer Rechtsnachfolger:innen bleiben gewahrt.



Text: Christine Rickhoff

Illustration: Joëlle Tourlonias
Gestaltung Cover: Joëlle Tourlonias
Gestaltung Innenteil: Eva Schindler, Grafing

Redaktion: Dr. Christine Schlitt
Korrektorat: Dr. Helga Hofmann



ISBN 978-3-8458-5974-3
www.arsedition.de

MIX
Papier | Fördert gute Waldnutzung
FSC® C100431
www.fsc.org

# Herzlichen Glückwunsch,
# du wirst Mama!

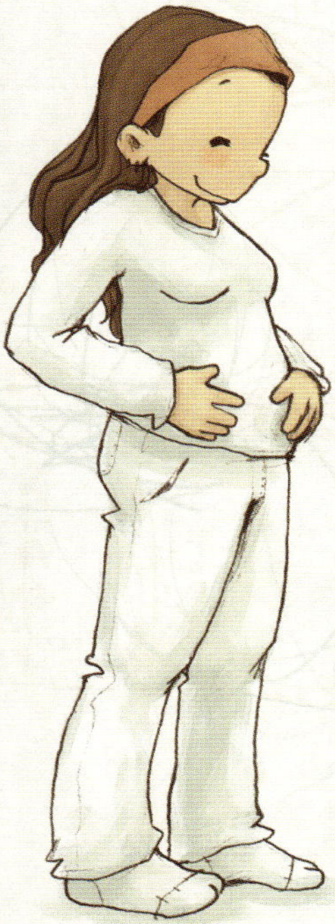

Vor dir liegen viele spannende Tage, an denen Freude, Ängste, Tränen und Liebe vermutlich oft so nah beieinanderliegen werden, dass es dir ab und an vielleicht ein bisschen überwältigend vorkommt. Doch mit all diesen Gefühlen und all deinen Fragen bist du nicht allein. Tag für Tag wollen wir dir mit diesem Schwangerschafts-Countdown die Hand reichen und dich auf deinem Weg begleiten. Lass uns die Reise beginnen … Tag für Tag.

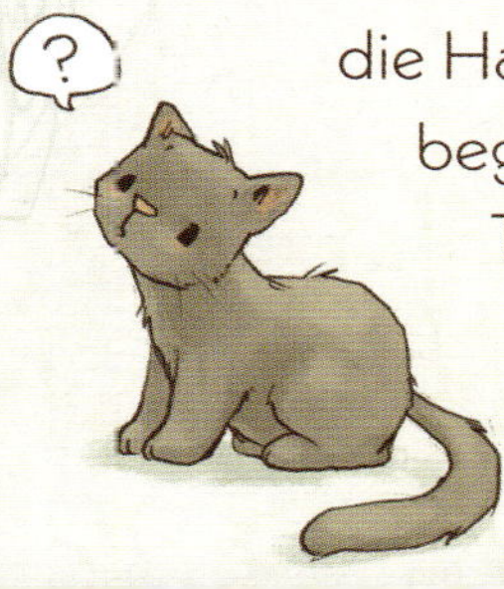

**Christine Rickhoff** wurde 1984 als zweites von vier Kindern geboren und hatte das Glück, von Seen, Wäldern und tollen Freunden umgeben in der sonnenreichsten Gegend Baden-Württembergs aufzuwachsen. Sie studierte Italienische und Deutsche Literatur in Hamburg sowie Venedig und arbeitete viele Jahre beim Fernsehen. Heute lebt sie mit ihrem Mann und ihren Kindern vor den Toren Hamburgs, schreibt Bücher und setzt sich als Journalistin bei der renommierten Marke ELTERN mit den unterschiedlichsten Themen rund um Familie und Elternschaft auseinander. Im Podcast ELTERNgespräch bespricht sie mit wechselnden Gästen Fragen, die Eltern und werdende Eltern bewegen, und gibt Einblicke in ihr turbulentes Leben als Vierfach-Mama.

**Joëlle Tourlonias,** geboren 1985 in Hanau, hat Visuelle Kommunikation mit Schwerpunkt Illustration und Malerei an der Bauhaus-Universität Weimar studiert. Seit ihrem Diplom 2009 hat sie über 250 Bücher illustriert, und ihre liebevoll gestalteten Figuren zieren zahlreiche Produkte weltweit. Heute zeichnet, malt, lebt und liebt sie mit ihrem Mann und zwei Söhnen in der Pampa nahe Frankfurt am Main. Einige der Illustrationen in diesem Buch stammen aus ihrem gezeichneten Tagebuch, in dem sie seit der ersten Schwangerschaft die schönsten Momente mit ihren Kindern festhält, um sie niemals zu vergessen.

# Wie dieser Countdown aufgebaut ist

Auf den ersten Seiten findest du ein paar allgemeine Informationen, danach eine Zusammenfassung der ersten Schwangerschaftswochen bis zum ersten – auf dem Ultraschall sichtbaren – Herzschlag. Ab der 8. Woche kannst du dann täglich eine Seite umdrehen – bis zum Tag der voraussichtlichen Geburt.

Vielen Dank, dass wir dich auf deiner Reise durch die Schwangerschaft begleiten dürfen!

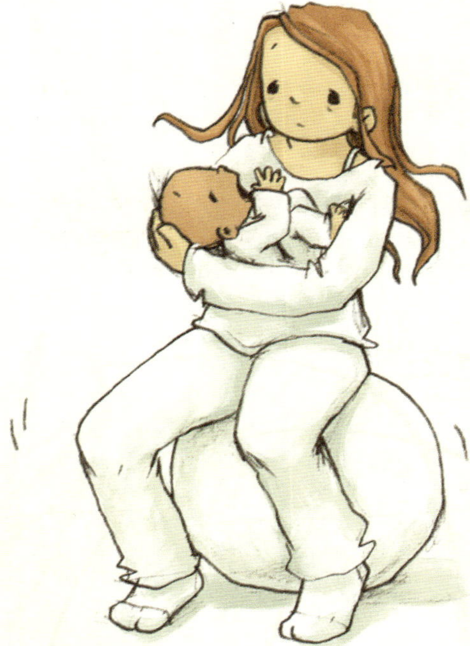

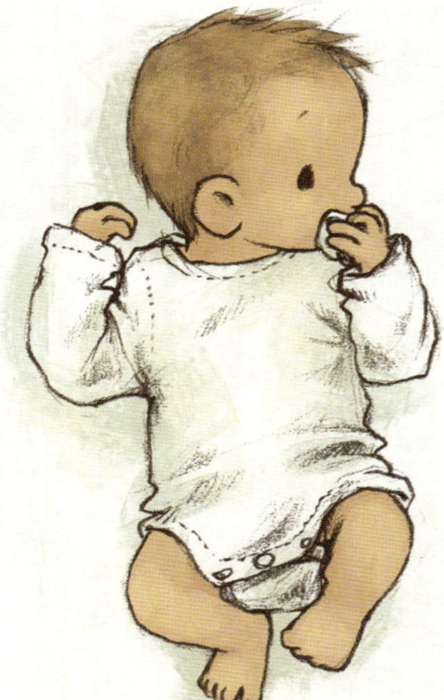

Endlich
bist du (bald)
bei uns!

# Schwanger, ohne schwanger zu sein

Da der 1. Schwangerschaftsmonat formell mit dem ersten Tag der letzten Regel vor der Schwangerschaft beginnt, ist kein Mensch in den ersten beiden Schwangerschaftswochen schwanger. Erst nach etwa 14 Tagen – das kann je nach Zykluslänge variieren – kommt es zum Eisprung, sodass erst ab der 3. Schwangerschaftswoche eine Befruchtung stattfinden kann. Bemerkt wird eine Schwangerschaft meist erst in der 5. Schwangerschaftswoche, wenn die Monatsblutung ausbleibt oder der Test positiv ist.

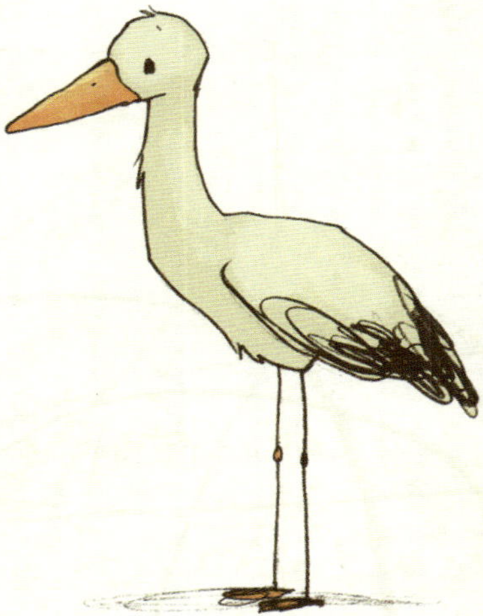

# Nicht ganz pünktlich ...

Nur etwa vier Prozent der Babys machen sich wirklich am errechneten Entbindungstermin auf die Reise. Die meisten Babys kommen irgendwann zwischen der 38. und der 42. Schwangerschaftswoche auf die Welt. Den Startschuss für die Geburt gibt nicht nur der Körper der Frau, sondern auch das Kind, wenn es bereit ist für den Kraftakt.

# Eine neue Zeitrechnung beginnt

Spätestens im Mutterpass, den du im 2. oder 3. Schwangerschaftsmonat von deinem Frauenarzt oder deiner Frauenärztin erhältst, stößt du auf eine spezielle Schreibweise, die den genauen Tag der Schwangerschaft kennzeichnet. Wenn in deinem Mutterpass zum Beispiel »9+3« steht, dann bedeutet das, dass du bereits neun Wochen und drei Tage schwanger, also in der 10. Schwangerschaftswoche bist. Auch hier wird ab dem ersten Tag deiner letzten Periode vor dem Eintritt der Schwangerschaft gerechnet. In diesem Aufstellbuch werden wir auch diese Schreibweise nutzen. Aber weil das so viel schöner ist, gibt es auch einen Countdown bis zum Tag des errechneten Geburtstermins.

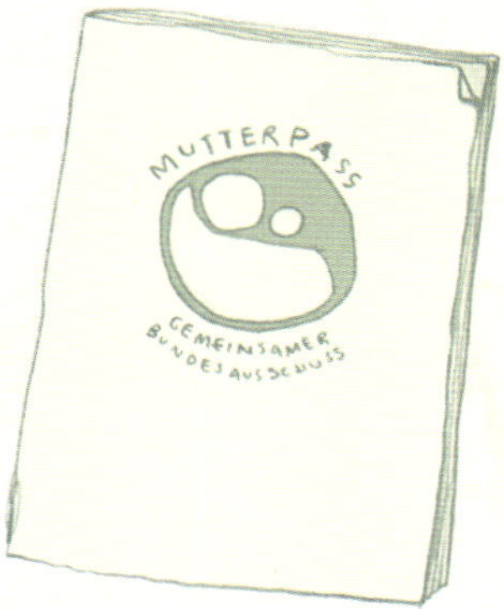

# Zimt & Co.

Einige Lebensmittel und Koch- oder Backzutaten solltest du während der Schwangerschaft eher sparsam verwenden oder vermeiden, weil sie Wehen auslösen können. Die Verdächtigen können aber zu Komplizen werden, wenn genau dieser Effekt das Ziel ist. Geeignet sind zum Beispiel Zimt, Nelken, Ingwer und Basilikum. Frag am besten deine Hebamme, welche Lebensmittel sich eignen, um die Wehen freundlich anzustupsen.

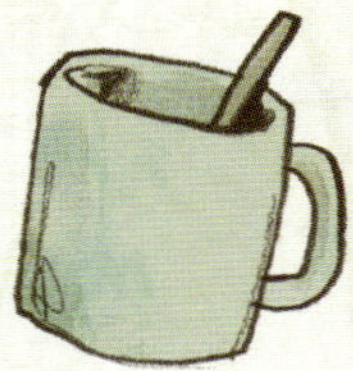

# Berechnung des Geburtstermins

Meist ist der Tag der Empfängnis, der im Mutterpass »Konzeptionsdatum« heißt, nur eine Schätzung, aber auf Basis dieser Schätzung wird der voraussichtliche Geburtstermin errechnet. Manchmal gleicht die Ärztin oder der Arzt diesen voraussichtlichen Termin während des ersten Schwangerschaftsdrittels an, wenn die Messungen und Daten dauerhaft nicht zur Schätzung passen.

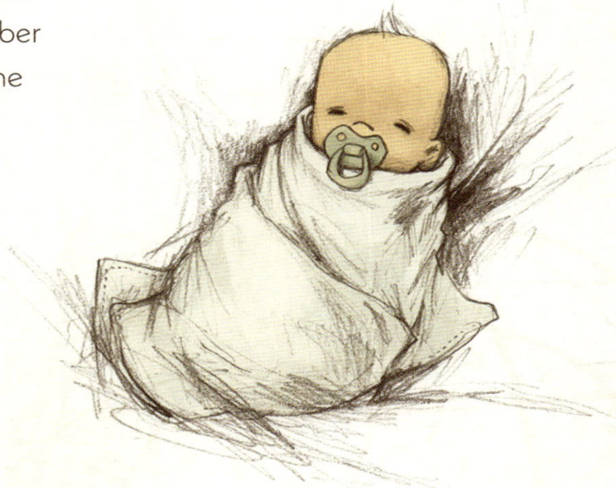

# Organischer Platzmangel

Je mehr Platz dein Baby einnimmt, desto deutlicher bemerkst du, dass deine anderen Organe einfach beiseitegeschoben oder eingeengt werden. In deinen Magen passt vermutlich nicht mehr viel und du leidest vielleicht unter Sodbrennen. Auch die Verdauung kann ab und zu Probleme bereiten und die Blase meldet sich manchmal schon wenige Minuten nach dem Entleeren wieder.

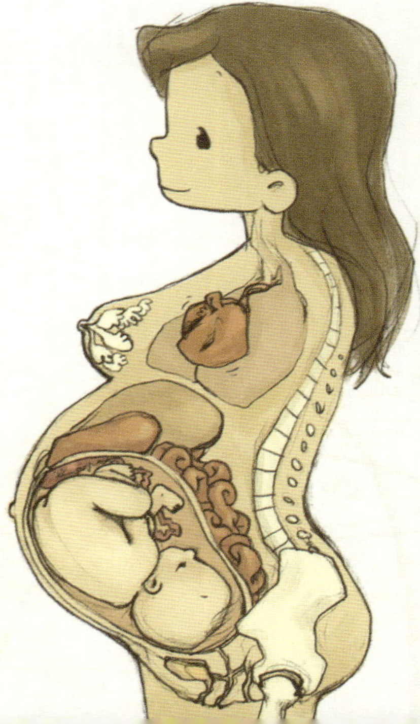

# Ab wann liefert ein Schwangerschaftstest zuverlässige Ergebnisse?

Kaum ein paar Tage alt, übernimmt der kleine, aus nur wenigen Zellen bestehende Embryo schon das Kommando über deinen Hormonhaushalt und schafft mal eben so deine Monatsblutung ab. Das machtvolle Hormon hCG (humanes Choriongonadotropin) sorgt dafür, dass der Körper sich auf eine Schwangerschaft einstellt, anstatt die Gebärmutterschleimhaut durch eine Regelblutung zu erneuern. Dieses Hormon ist es auch, das Schwangerschaftstests im Blut oder Urin messen – viele Tage, bevor die Schwangerschaft mit einer Ultraschalluntersuchung erfasst werden kann. Etwa eine Woche nach der Befruchtung kann der Bluttest beim Arzt bereits die Schwangerschaft nachweisen. Urintests reagieren frühestens sieben Tage, zuverlässiger vierzehn Tage nach dem Eisprung.

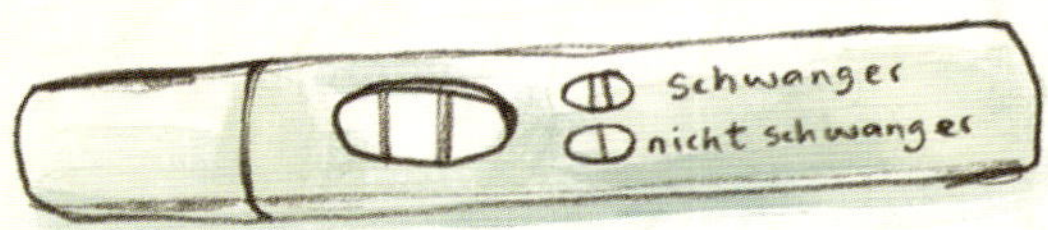

# Mama-Aquarium

Wenn dein Körper sich schwer anfühlt und alles beschwerlich wird, kann die Badewanne ein guter Ort zum Entspannen sein. Nur aus der Wanne wieder rauszukommen, ist im 10. Monat so eine Sache ...

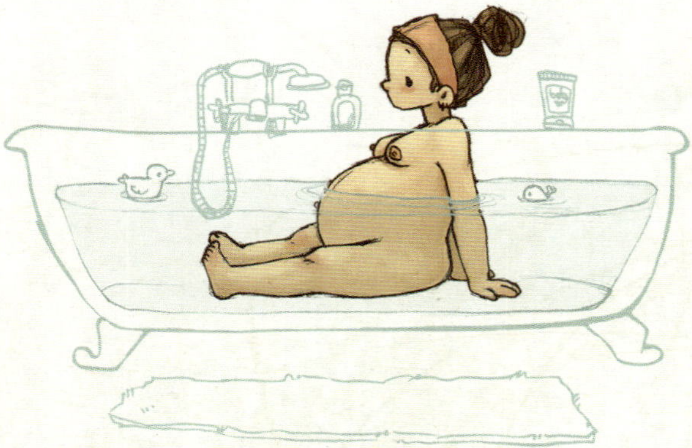

# Wann soll ich die gynäkologische Praxis aufsuchen?

Der erste Anruf in der Praxis nach einem positiven Schwangerschaftstest kann ein wenig ernüchternd sein. Denn im Normalfall wird dir die Praxis frühestens für die 7. Schwangerschaftswoche einen Termin zum Ultraschall anbieten und dich bis dahin um Geduld bitten. Das fühlt sich zunächst einmal merkwürdig an, macht aber durchaus Sinn. Während man in der 5. Schwangerschaftswoche im Ultraschall maximal eine wenig aussagekräftige Fruchthöhle zu sehen bekommt, ist in der 7. Schwangerschaftswoche in den meisten Fällen bereits der Herzschlag deines Kindes sichtbar. Und dieser Herzschlag ist ein wahrer Meilenstein.

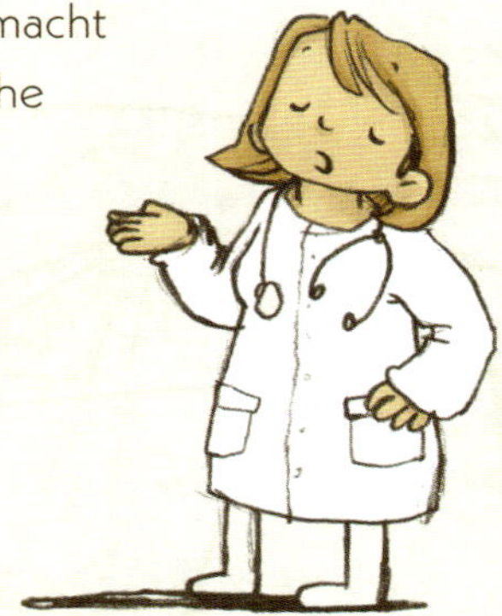

Im Wochenbett ist die Seele
wie frisch umgegrabene Erde, ganz feucht,
ganz empfindlich, verletzlich, ohne Widerstände.
Man kann mit bloßen Händen danach greifen,
was in der Seele vor sich geht.

*Inga Erchova, Psychologin und Autorin*

# Was du während der Schwangerschaft von Anfang an immer bei dir tragen solltest

- Mutterpass
- Zettel mit Informationen für den Notfall: Notfallkontakt, zuständiges Krankenhaus, zuständige gynäkologische Praxis und andere wichtige Informationen wie Unverträglichkeiten
- Handy

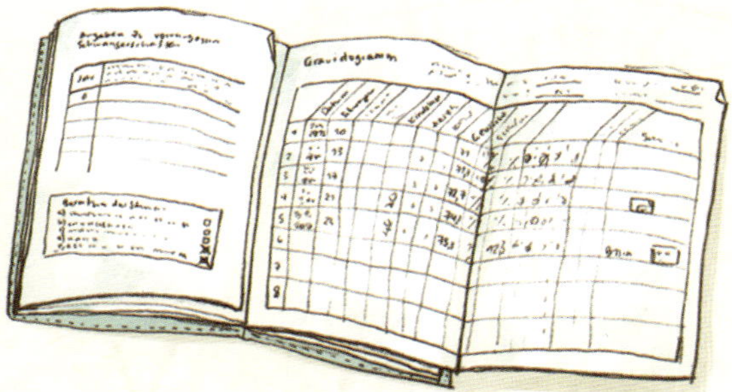

# Dein Körper nach der Geburt

Fast alle Veränderungen, die dein Körper während der Schwangerschaft durchmacht, wird er nach der Geburt fast spurlos wieder rückgängig machen. Dafür braucht er meist etwa ebenso lang wie für die Schwangerschaft. Mit Rückbildungsgymnastik ab dem Wochenbett kannst du ihn dabei unterstützen. Die Übungen solltest du aber nur nach Absprache mit deiner Ärztin oder deiner Hebamme machen und wenn du dabei keine Schmerzen hast.

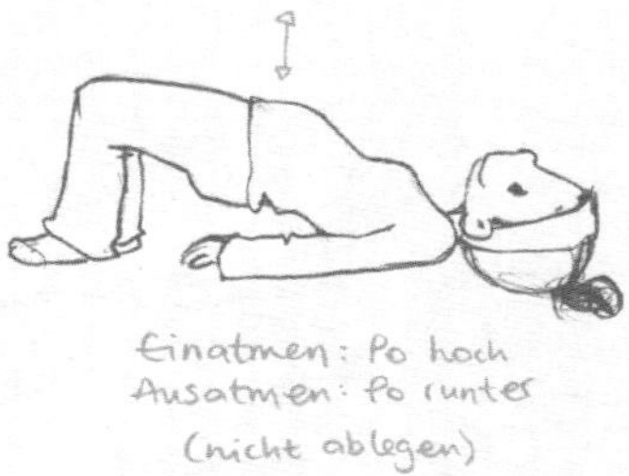


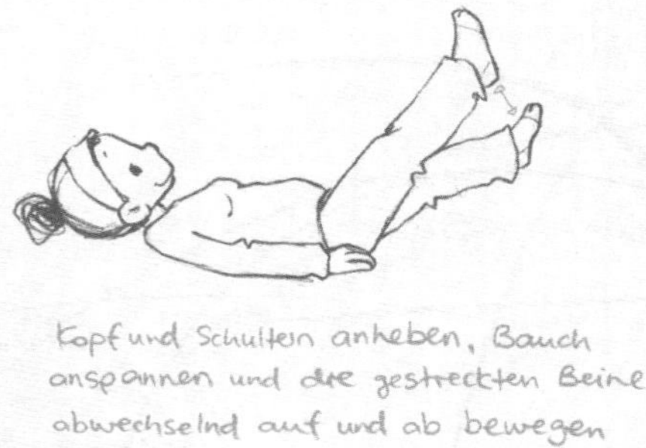

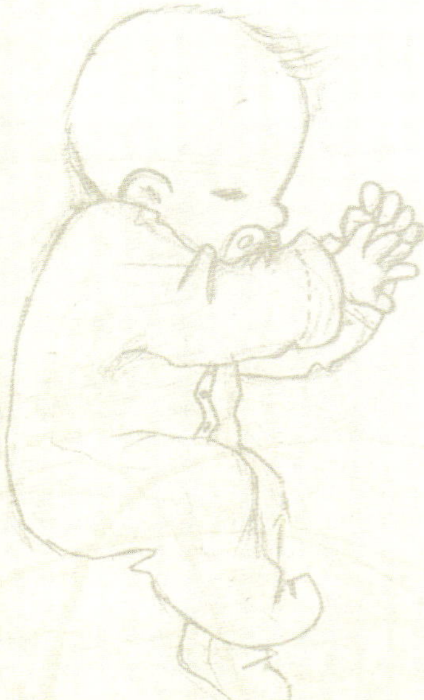

Manchmal
nehmen die
kleinsten Dinge
den größten Platz
in unserem
Herzen ein.

*Alan Alexander Milne,*
*»Pu der Bär«*

# Der Countdown läuft ...

... und die ersten Nachfragen erreichen dich, wann es denn endlich so weit ist. Es gibt kein Gesetz, das Schwangeren vorschreibt, immerzu erreichbar zu sein, nur damit sich die anderen keine Gedanken machen. ;-) Erwähne das ruhig ab und zu, falls dein Umfeld auf der Zielgeraden etwas zu überspannt auf Funkpausen reagiert.

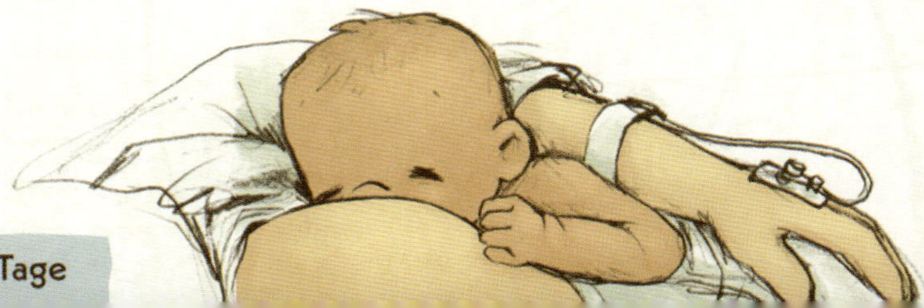

# Euer kleines Geheimnis

Wem ihr wann von deiner Schwangerschaft erzählt, kannst und darfst hoffentlich vor allem du als Schwangere entscheiden. Lass dich nicht von dem Gefühl drängen, irgendjemand könnte enttäuscht sein, wenn er oder sie nicht sofort eingeweiht wurde. Vielleicht ist dies ein guter Moment, um einen der schwierigsten Parts der Elternschaft schon einmal zu üben: Grenzen setzen. Wer in diesen sensiblen und emotionalen Wochen an deinen Gefühlen und deinen Gedanken teilhaben darf, das sollte ganz allein deine Sache sein.

☐ JA! ☐ nein ☐ vielleicht

# Dieses fiese Sodbrennen ...

Falls du zu den vielen Mamas gehörst, die in der Spätschwangerschaft unter Sodbrennen leiden, hast du noch einen Grund mehr, die Tage bis zur Geburt zu zählen. Diese drei Dinge können dir bis dahin helfen:

- den Oberkörper mit einer Kissenburg im Bett hoch lagern
- einen Joghurt oder etwas Milch als Nachtisch einnehmen
- viele kleine Mahlzeiten über den Tag verteilen

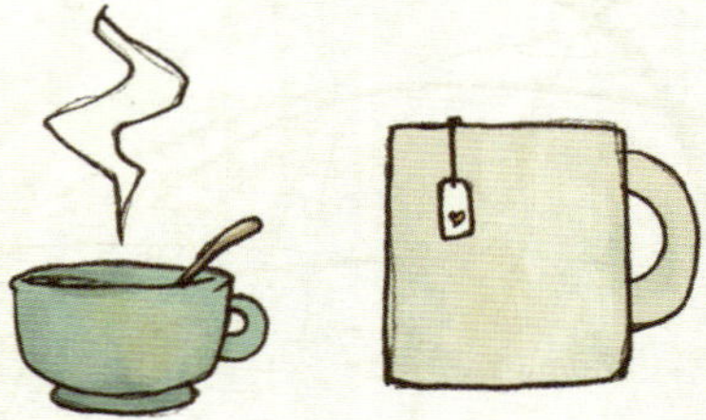

Du wirst Menschen
brauchen auf deinem Weg,
die nicht nur nach
deinem Bauch, sondern
auch nach deinem Herzen
und nach deinen
Gedanken fragen.

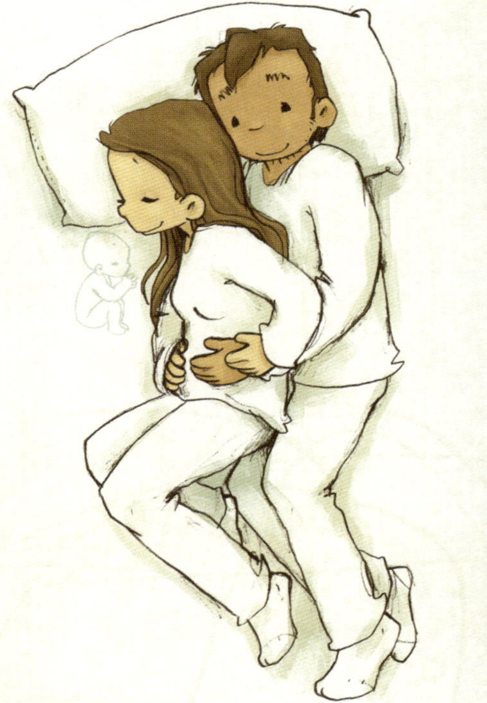

**To-do für heute:** An dein Baby denken und dabei Lieder hören, die dein Herz berühren. Wie wäre es zum Beispiel mit »Das Licht dieser Welt« von Gisbert zu Knyphausen, »Zeugnistag« von Reinhard Mey, »Für immer ab jetzt« von Johannes Oerding, »You never walk alone« von Mathou, »Dein kleines Leben« von Rolf Zuckowski oder »Wenn du da bist« von Sarah Connor?

# Der 1. Monat

In diesem Monat wirst du schwanger, weißt aber in den meisten Fällen noch nichts davon. Deine bewusst erlebte Schwangerschaft beginnt also erst nach dem 1. Schwangerschaftsmonat. Die Befruchtung der Eizelle findet meist um Tag 14 des 1. Monats statt. Erst etwa fünf Tage nach der Befruchtung kommt die Eizelle in der Gebärmutter an und nistet sich dort ein. Es kann (muss aber nicht) bei der Einnistung zu einer leichten Blutung kommen – das ist ganz normal.

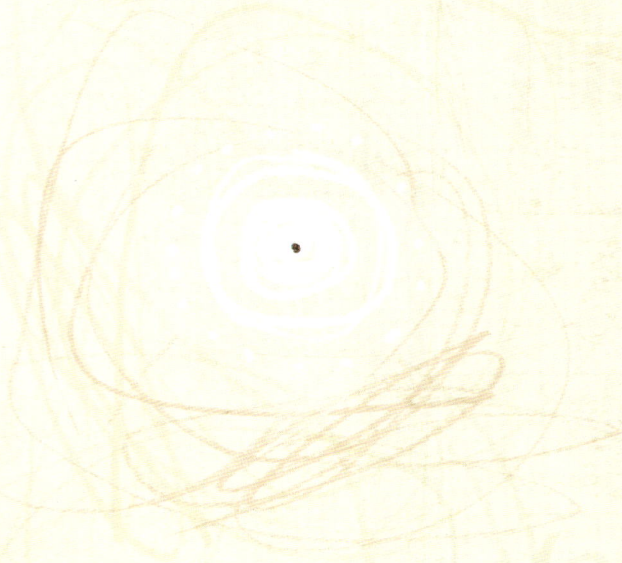

# Eine magische Zeit

Beschwerlich ist die Zielgerade, auf der du dich befindest, auf jeden Fall. Auf der anderen Seite ist dieser letzte Schwangerschaftsmonat auch eine fast magische Zeit. Du weißt, dass jeden Moment einer der wichtigsten Menschen deines Lebens das Licht dieser Welt erblickt und ein neues Kapitel in deinem Leben aufschlägt.

# Zarte Bande

Selbst wenn noch gar nicht klar ist, ob du schwanger bist: Es gibt schon früh in der Schwangerschaft eine erste zarte Bindung zwischen dir und deinem Baby, denn bei jedem intensiven Gedanken an dein zukünftiges Kind schüttet dein Körper bereits Bindungshormone aus.

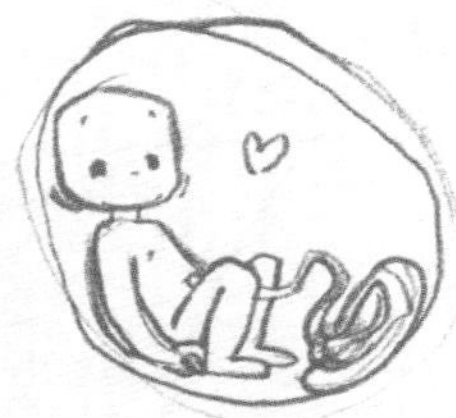

# Beliebter Wochentag

Wusstest du, dass die meisten Babys dienstags geboren werden? Das haben Studien gezeigt. Die Forscher vermuten, dass für das rätselhafte Phänomen eine Kombination aus Hormonen, Schlafmustern und Stressfaktoren bei schwangeren Frauen verantwortlich ist. Eine wissenschaftliche Erklärung konnten sie aber nicht finden.

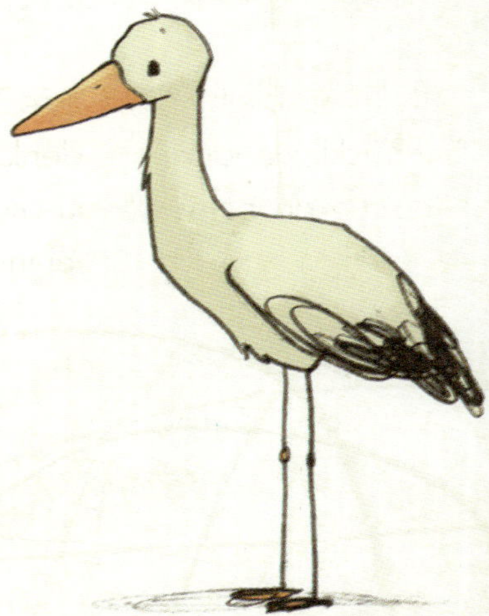

# Kann ich in den ersten Tagen der Schwangerschaft etwas falsch machen?

Beim Ausbleiben der Regelblutung kann der Schreck schon mal groß sein, wenn du an die zurückliegenden Tage denkst. Diesen Schreck kennen viele werdende Mamas. Ob du Alkohol getrunken, beim All-you-can-eat-Sushi reingehauen oder beim Umzug die schwere Kommode getragen hast, spielt aber in der Frühschwangerschaft meist keine Rolle.
Erst ab der 7. Schwangerschaftswoche ist der Embryo mit deiner Blutbahn verbunden. Auch schweres Tragen wird meist keine Einnistung der befruchteten Eizelle verhindern.

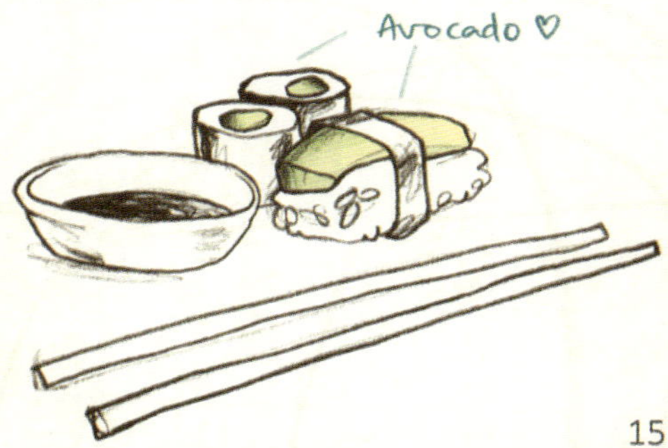

# Bereitet euch vor

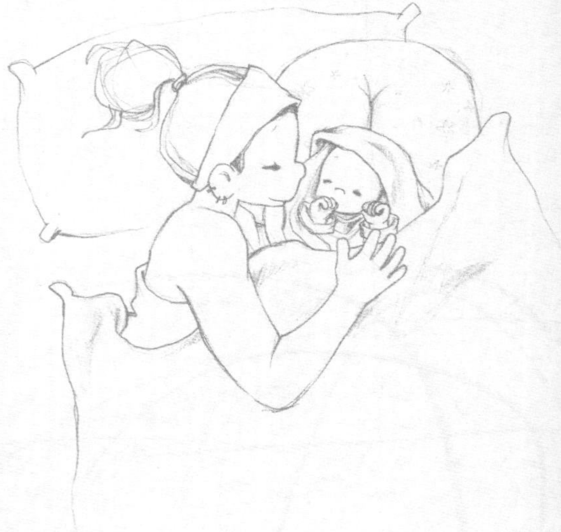

Das »perfekte« Wochenbett beinhaltet zumindest in den ersten sieben bis zehn Tagen:

- Essen ans Bett
- keine Haushaltsaufgaben
- All-inclusive-Versorgung 24/7
- Umarmungen ohne Verurteilung deiner Tränen
- Abschirmung von allen Aspekten der Welt, die dich belasten oder stressen (dazu können auch Schwiegereltern oder Eltern gehören)
- kein Streit, keine Vorwürfe, keine Überempfindlichkeit, wenn du gerade mehr Brandung als Fels bist

# In dir entwickelt sich Leben

Im 1. Schwangerschaftsmonat weißt du noch gar nichts von deinem Glück und trotzdem beginnt in Schwangerschaftswoche 3 bereits ein Leben. Zum Ende des 1. Monats ist der Embryo zwar nur so klein wie ein Mohnsamen, aber er hat mit der Zellteilung, der Reise in die Gebärmutter und mit der Einnistung schon echt viel geschafft. Respekt!

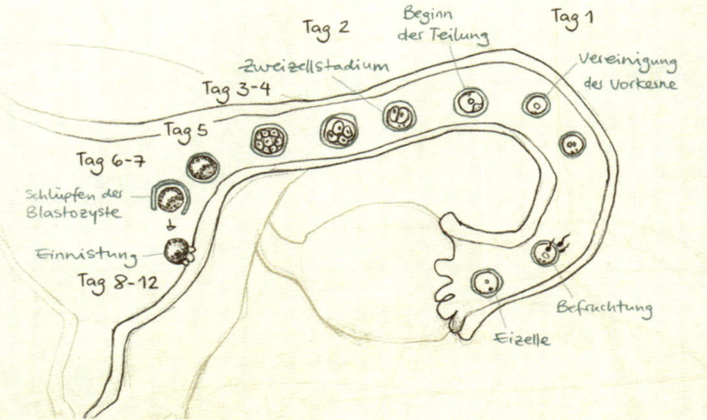

# Ganz viel Nähe

In deinem Bauch ist es mittlerweile eng. Und alles, was dein Kind an diese Zeit erinnert, mag es wahrscheinlich auch nach der Geburt noch ganz gerne. Viele Babys (nicht alle) lieben es deshalb, ganz eng am Körper getragen zu werden, zum Beispiel in einem Tragetuch. Die Bewegungen, die dein Baby dabei machen wird, werden bestimmt auch dich an die Schwangerschaft erinnern. Nur dass du dann zuschauen kannst, wie niedlich dein kleiner Schatz aussieht, wenn er sich streckt, krümmt und gähnt.

## Blutungen?

Kleinere Blutungen sind im Frühstadium der Schwangerschaft nicht ungewöhnlich und bedeuten nicht zwangsläufig, dass es nicht geklappt hat. Wenn du trotz eines positiven Testergebnisses Blutungen hast, kann ein früherer Termin in der gynäkologischen Praxis sinnvoll sein, um die Ursache abzuklären.

# Alles wird anders

Bald könnt ihr einander endlich sehen, fühlen, riechen und miteinander kuscheln. Nach der Geburt wird alles etwas durcheinander sein und die Gefühle werden Achterbahn fahren. Ob du vom ersten Moment an schockverliebt bist oder ob du im Wochenbett erst einmal viel Ruhe und Zeit brauchst, um dich an diesen kleinen Menschen zu gewöhnen, sagt nichts über deine Qualität als Mutter aus und schon gar nichts darüber, wie sehr du dein Kind lieben wirst.

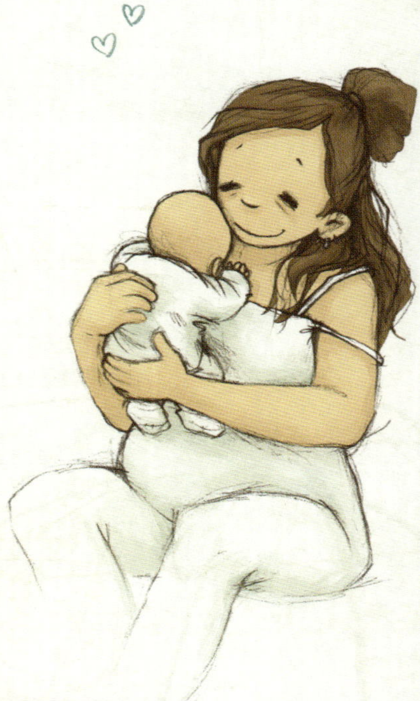

# Der 2. Monat

**Du:** Der 2. Schwangerschaftsmonat startet mit einem riesigen Knall, denn erst jetzt weißt du – spätestens durch einen positiven Schwangerschaftstest – relativ sicher, dass du schwanger bist. Gleichzeitig blubbern eine Menge Hormone durch deinen Körper, um die Schwangerschaft zu erhalten, und das kann sich schon mal wie eine emotionale Berg- und Talfahrt anfühlen.

**Dein Baby:** Miniklein, aber superfleißig wächst der Embryo währenddessen täglich und sieht zum Ende des 2. Monats schon aus wie eine kleine Kaulquappe mit pochendem Herz.

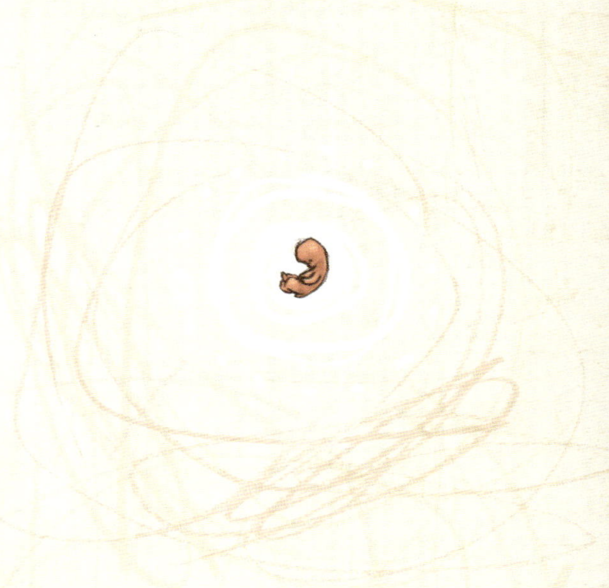

**To-do des Tages:** Wie ist deine Hebamme erreichbar? Wie möchte sie kontaktiert werden und wie möchte sie auf gar keinen Fall kontaktiert werden? Was sollst du tun, wenn ein Notfall auftritt und du sofort Hilfe oder Beratung brauchst? Wie oft und wie viele Tage oder Wochen wird die Hebamme überhaupt kommen? Fragen über Fragen, die du am besten vor der Geburt mit deiner Hebamme klärst.

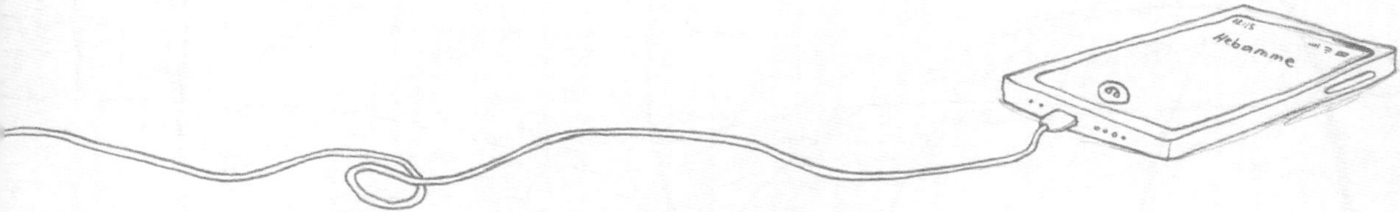

# Positiver Test – positive Gefühle … Oder?

Mach dir keine Gedanken darüber, was du jetzt fühlen solltest. Es gibt kein Handbuch, in dem geschrieben steht, dass du überglücklich, superängstlich oder total emotional sein musst. Du fühlst, wie du fühlst. Da gibt es kein Richtig oder Falsch. Und wenn es dir gerade nicht gut geht, musst du dich nicht sorgen. Dein Kleines ist noch nicht einmal mit deiner Blutbahn verbunden und kann dich auch noch nicht hören. Also lass einfach raus, was auch immer raus muss.

# Du machst die Regeln

Wie deine Freunde, deine Familie und die Angehörigen deines Partners ihre Rolle bei der Ankunft des Kindes sehen, ist individuell. Einige werden sich von euch zurückziehen, weil sie euch in eurem neuen Leben ankommen lassen wollen. Andere würden am liebsten mit in den Kreißsaal kommen, um den ersten Schrei zu hören. Beides kann sich für dich falsch anfühlen, wenn du dir etwas anderes erhofft hattest. Und beides ist sicherlich nicht böse gemeint, sondern höchstens etwas ignorant oder rücksichtslos. Aber so ist es eben manchmal mit der Familie. Trotzdem ist es dein Recht, die Regeln aufzustellen und deinen Partner oder deine Partnerin darum zu bitten, sich schützend vor dich zu stellen.

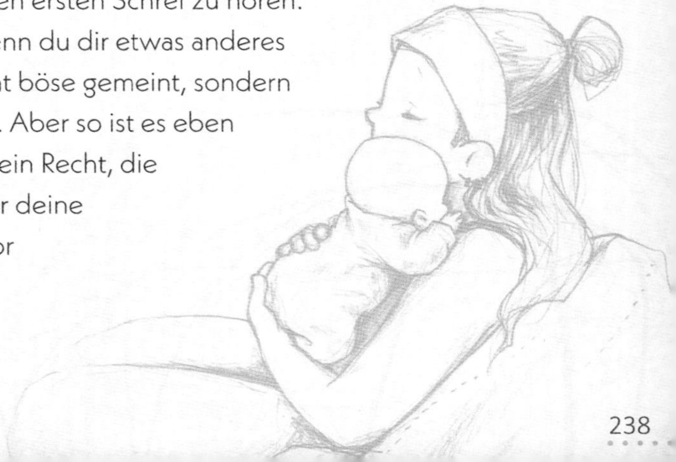

# 140 bpm

In der 6. Schwangerschaftswoche sieht dein Baby einem kleinen Seepferdchen ähnlich. Kopf und Körper kann man schon deutlich voneinander unterscheiden und winzige kleine Arm- und Beinknospen sind bereits angelegt. Mit dem Ultraschallgerät lässt sich das zu diesem Zeitpunkt allerdings noch nicht erkennen.

**Verblüffend, aber wahr:** Im Laufe dieser Woche wird das kleine Herzchen zu schlagen beginnen. Mit 140 bis 160 Schlägen pro Minute pocht es deutlich schneller als deins.

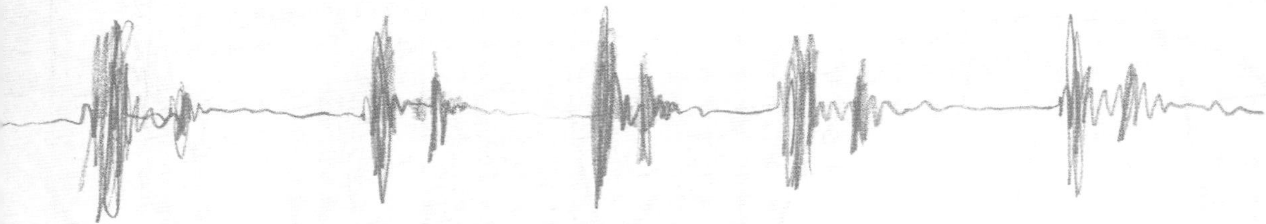

# Ungleiche Ruhephasen

Dafür, dass man vor einer Schwangerschaft nicht mal geahnt hat, dass es einen 10. Schwangerschaftsmonat gibt, sind vier Wochen ganz schön lang. Das kommt dir vielleicht besonders in den Momenten so vor, wenn ein kleiner Fuß gegen deine Rippen tritt oder das Kleine in deinem Bauch Tai-Chi übt, obwohl du einfach nur schlafen willst. Dein Baby ist besonders in deinen Ruhephasen aktiv, während es in den Schlaf geschaukelt wird, wenn du dich bewegst. Diesen Effekt wirst du vermutlich auch nach der Geburt feststellen. Sobald du dich mit deinem Kleinen auf dem Arm hinsetzen willst, wird es oft unruhig und quengelig.

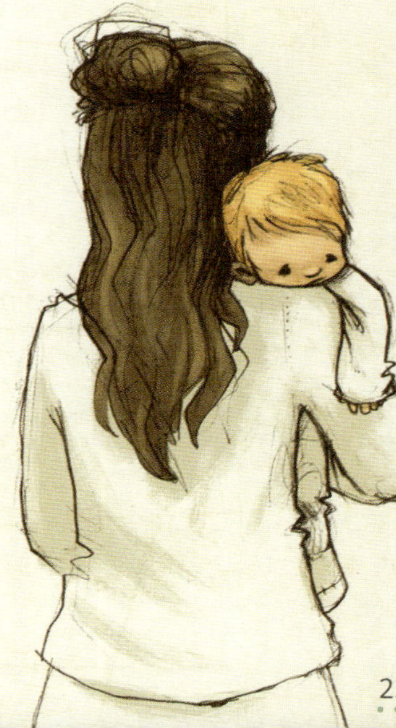

# Endlich Gewissheit

Erst jetzt in der 7. Woche kann man das kleine, flatternde Herz und den Embryo per Ultraschall erkennen. In diesem Stadium der Schwangerschaft wird meist noch vaginal geschallt. Nachdem der Frauenarzt oder die Frauenärztin die Schwangerschaft feststellen konnte, bekommst du einen Mutterpass, in dem zukünftig alle Untersuchungen dokumentiert werden.

**Surprise:** Laut Statistik sind mehr als drei Prozent aller Neugeborenen Mehrlingskinder. Es ist also gar nicht mal so unwahrscheinlich, dass nicht nur ein kleines Herz im Ultraschall entdeckt wird.

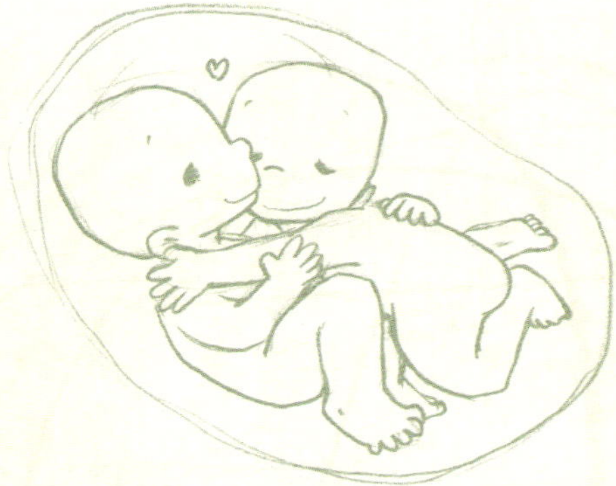

# Wahnsinn!

Deine Gebärmutter dehnt sich in der Schwangerschaft um das Hundertfache. Es ist verrückt, wozu der weibliche Körper in der Lage ist, wenn er neues Leben auf die Welt bringt.

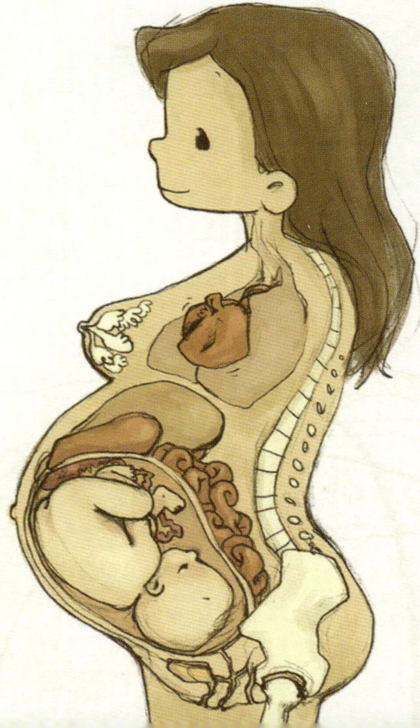

Wie kann das größte Glück
nur so winzig sein?

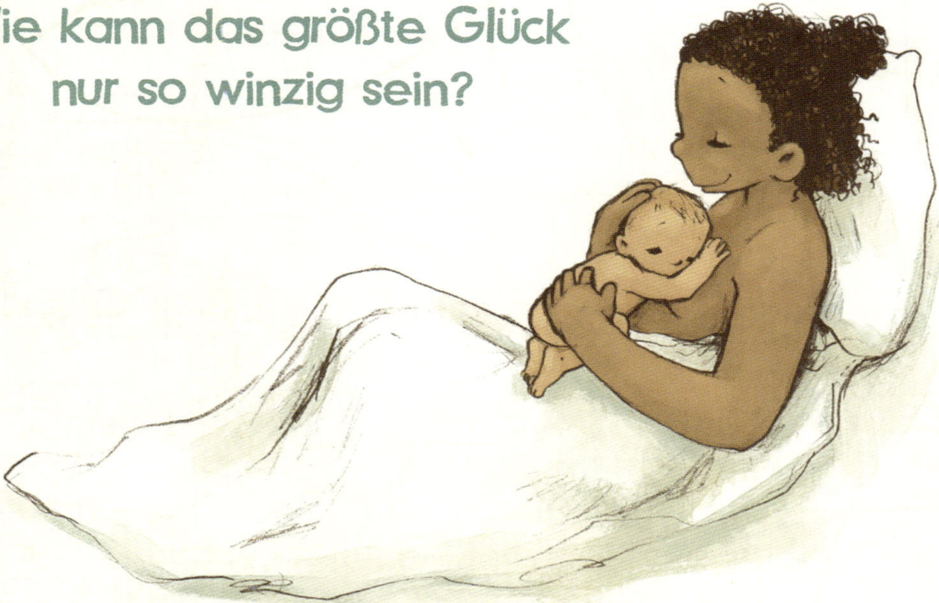

# Trick 17

Kleiner Trick, um zu erkennen, ob es sich um Eröffnungswehen handelt oder nur um Übungs- oder Senkwehen: Nimm ein warmes Bad oder dusche ausgiebig mit warmem Wasser. Wenn die Wärme die Wehen stoppt, kannst du recht sicher davon ausgehen, dass die Wehen nicht die Geburt einleiten.

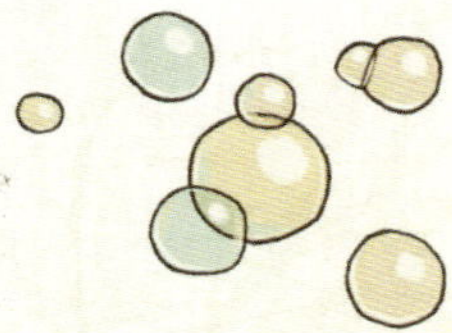

# Fest mit dir verbunden

In nur einer Woche hat sich die Größe des Embryos verdoppelt. Das Kleine ist mittlerweile so groß wie eine Kidneybohne. Von Tag zu Tag nimmt dein Baby mehr menschliche Gestalt an. Arme, Ohren und Augen entwickeln sich weiter, während die sensibelste Phase der Herz- und Hirnentwicklung schon abgeschlossen ist. Dein Baby ist jetzt fest über den Mutterkuchen und die Nabelschnur mit deinem Organismus verbunden. Irgendwie ein schöner Gedanke, oder?

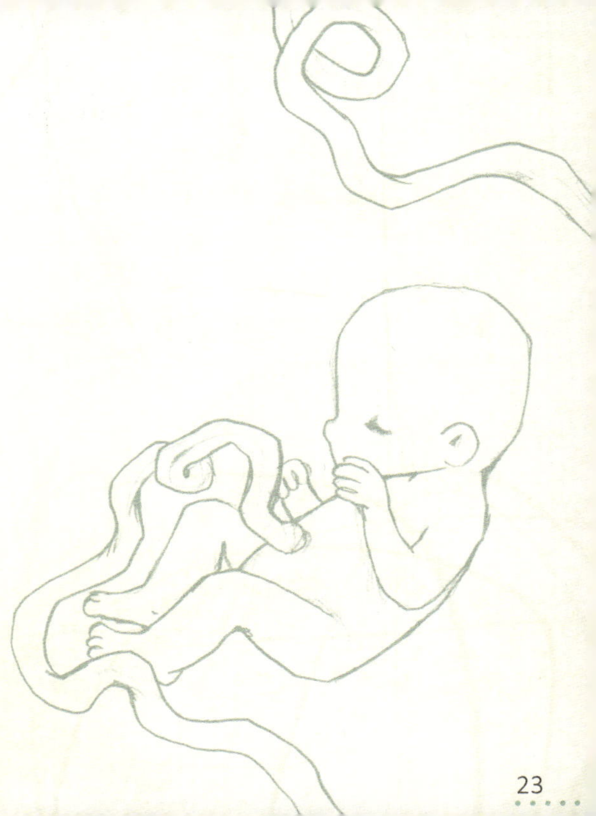

## Bald bist du da!

Es ist wie kurz vor einem Blind Date, aber zum Glück mit Verliebtheitsgarantie. Spannung und Vorfreude steigen, vielleicht auch die Aufregung vor der Geburt. Es tut eurer Bindung gut, wenn du häufig gedanklich Kontakt zu deinem Kind aufnimmst und euch als Team begreifst. Diese Einstellung hilft übrigens tatsächlich gegen Angst, denn sich um eine andere Person zu kümmern, schützt die Psyche – das ist ein gut erforschter Effekt.

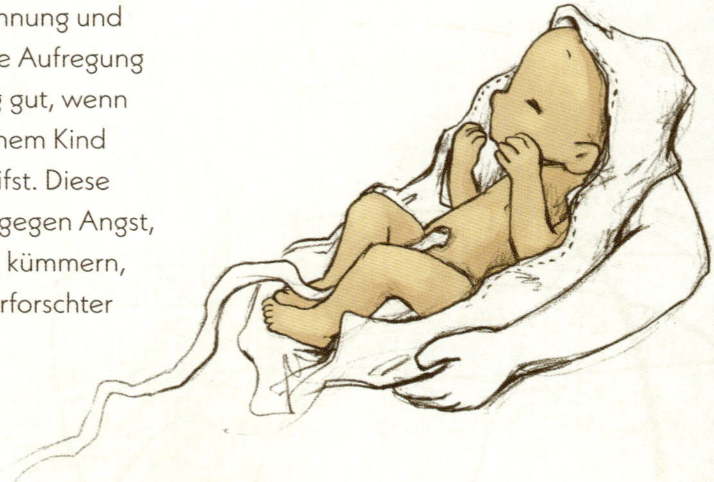

# SOS-Tipps gegen Übelkeit

- Ingwertee, eingelegter Sushi-Ingwer (ohne Sushi) oder sonstiger Ingwer im Essen kann gegen Übelkeit helfen.
- Schnuppere an einer Zitrone. Für unterwegs kannst du dir ein Stück Zitrone in einer Box mitnehmen und die Box bei Bedarf öffnen.
- Knabbere einige Nüsse oder Mandeln.
- Verteile mehrere kleine Mahlzeiten über den Tag.
- Versuche es mit einem Akupressur-Armband gegen Übelkeit aus der Apotheke.

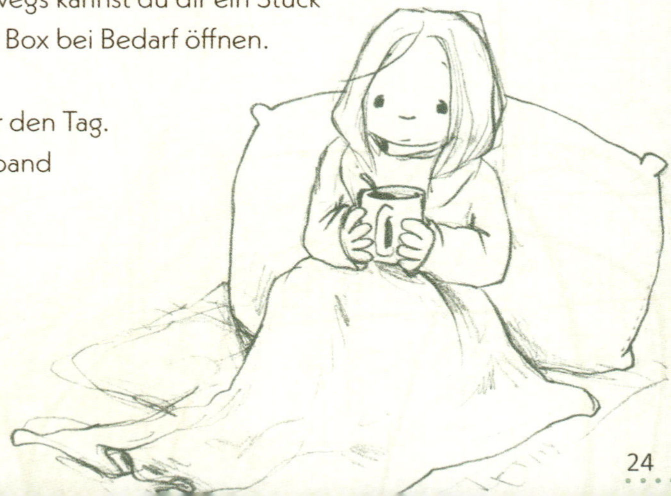

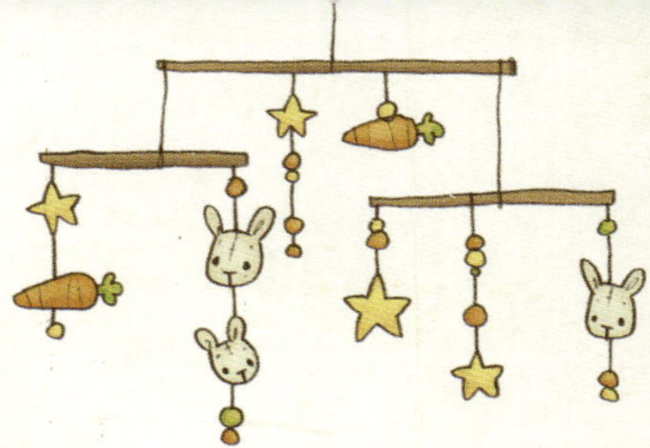

# Kleiner Schlafräuber

Wenn man in der Schwangerschaft wochenlang schlecht schläft, kann das wirklich zermürben. Der Körper reagiert auf Schlafentzug mit Konzentrationsschwierigkeiten, Gereiztheit, Gedächtnisschwäche, herabgesetzter Impulskontrolle und Kopfschmerzen. Über einen langen Zeitraum zu wenig Schlaf zu bekommen, fühlt sich wirklich grausam an. Nicht umsonst wird Schlafentzug als Foltermethode eingesetzt. Wenn du einen sehr leichten Schlaf hast und dich jede Bewegung des Babys im Bauch aufweckt, achte unbedingt darauf, dass du tagsüber ab und zu schlafen kannst.

# Vertrau dir

Ein gutes Mantra für jeden Morgen deiner Schwangerschaft:

»Ich trage alles in mir, was ich brauche, um gelassen und voller Vertrauen durch diese Schwangerschaft zu kommen.«

*Jill Baier, Psychologin*

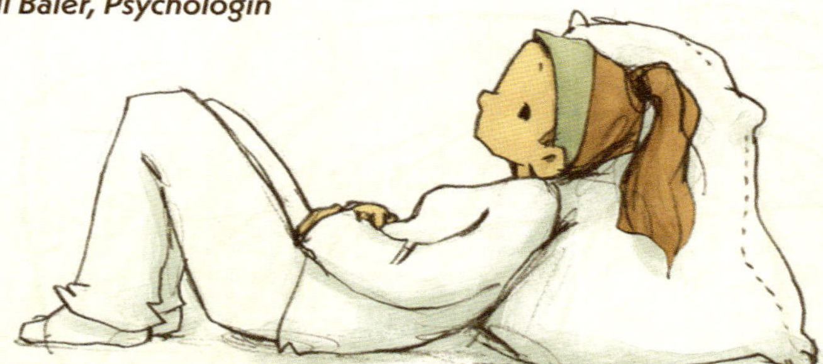

# Du und ich und all die Liebe im Bauch

Dein Baby wird jetzt besonders gern von dir gestreichelt. Da die Bauchdecke durch die Dehnung deutlich dünner ist, nimmt das Kleine deine Berührungen sehr genau wahr und antwortet vielleicht sogar darauf, indem es kickt oder sich anschmiegt. Bald hat das Warten ein Ende.

# Auf Abstand

Anstrengende Menschen während der Schwangerschaft zu meiden oder zumindest den Kontakt etwas einzuschränken, kommt deinem und dem Stresslevel deines Babys definitiv zugute. Wahrscheinlich lässt sich mindestens ein Mensch dieser Kategorie in deinem Leben nicht so einfach auf Distanz halten. Das kann dein Chef, deine Mutter oder das Teeniekind im eigenen Haus sein. Versuche dennoch ganz bewusst, innerlich ein bisschen auf Abstand zu gehen. Manchmal hilft es schon, sich bei schwierigen Diskussionen einen Filter vor dem Herzen vorzustellen, in dem gemeine, destruktive und haltlose Kommentare einfach hängen bleiben.

# Oh weh ...

Dein Baby weint schon jetzt manchmal, wenn ihm etwas nicht gefällt – du hörst es nur nicht. Was traurig klingt, ist überlebenswichtig, denn nach der Geburt macht das Kleine durch Weinen und Schreien auf seine Bedürfnisse aufmerksam, und alles, was wichtig ist, muss nun mal geübt werden.

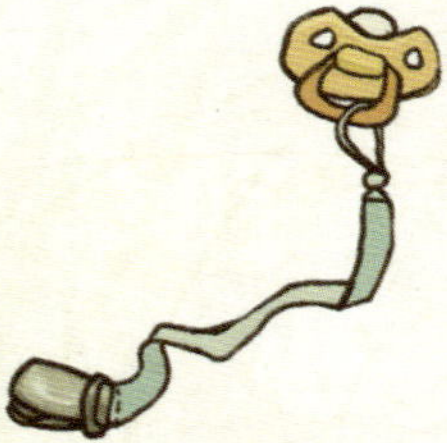

# Ist es gefährlich, schwer zu tragen?

Bis zu fünf Kilogramm sind meist vollkommen unbedenklich, solange du das Gewicht langsam und nicht ruckartig anhebst. Wenn du mehr Gewicht gewohnt bist oder regelmäßig ein Kleinkind trägst, wird auch das voraussichtlich keine vorzeitigen Wehen auslösen oder deine Schwangerschaft beeinträchtigen.

Allerdings ist die größte Gefahr beim Heben nicht die Beeinträchtigung der Schwangerschaft, sondern die Überbelastung deines Beckenbodens. Denn der wird in der Schwangerschaft ganz besonders beansprucht und reagiert deshalb auch besonders empfindlich. Wann immer du kannst, lass also lieber andere Personen schwere Lasten oder Geschwisterkinder tragen. Stolz ist in dieser Zeit einfach kein guter Berater.

# Eure Verbindung

Ist die Natur nicht schlau, dass sie zum Ende der Schwangerschaft hin für euch beide alles ein bisschen unbequem macht? Ohne dass du bewusst daran arbeiten musst, bereitet sie euch einfach dadurch auf die bald bevorstehende Geburt vor. Gleichzeitig festigt sich eure Bindung, denn mittlerweile kannst du dir das kleine Wesen in dir vermutlich gar nicht mehr wegdenken. Wird es dir schwerfallen, diese Phase der absoluten Verbindung loszulassen?

# Schöne Erinnerungen …

Eine spannende Möglichkeit, dich mit deinen eigenen Gedanken auseinanderzusetzen und gleichzeitig zu dokumentieren, was du in dieser aufregenden Zeit gedacht, gefühlt und erlebt hast, ist ein tägliches oder wöchentliches Journal. Du könntest auch Briefe an dein ungeborenes Kind schreiben, die du ihm dann irgendwann überreichst. Vielleicht zum 18. Geburtstag oder sogar erst dann, wenn dein Kind selbst ein Kind bekommt?

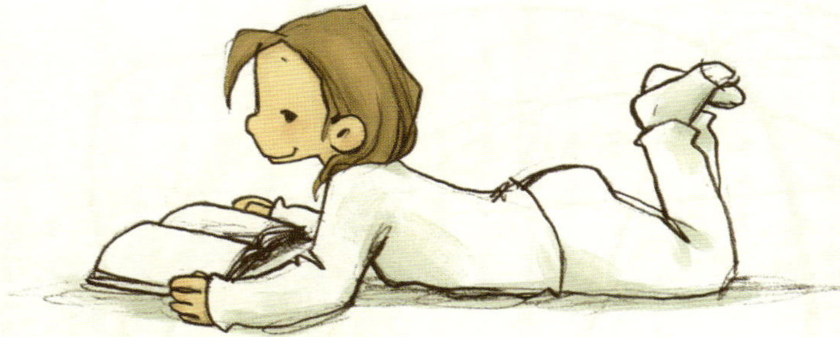

# Platz da!

Deine Organe machen Platz für einen ganzen Menschen und funktionieren einfach trotzdem weiter – okay, mit Sodbrennen, Verstopfung und Blasenschwäche. Aber das ist ja wohl das Mindeste, was man ihnen bei dieser Höchstleistung zugestehen kann.

# Juhu, wir sind schwanger!

Falls dein Partner oder deine Partnerin aktuell genau wie du unter Übelkeit oder Stimmungsschwankungen leidet – lach ihn oder sie nicht aus. Es kann gut sein, dass er oder sie das Couvade-Syndrom hat, also in gewisser Weise ein bisschen mit dir schwanger ist. Das Phänomen, dass die Hormone Prolaktin und Cortisol sich auch beim Partner oder der Partnerin einer Schwangeren erhöhen, ist bekannt. Das kann so weit gehen, dass die Betroffenen sogar einen kleinen »Babybauch« bekommen.

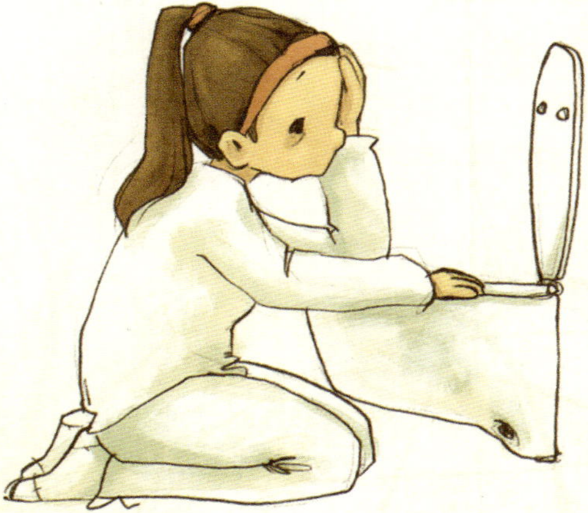

# Du dachtest, du bist nur neun Monate schwanger, ...

... und vorgestern hat der 10. Monat begonnen? Um ganz genau zu sein, sind Frauen durchschnittlich sogar etwas weniger als neun Monate schwanger, denn die ersten beiden der 40 Schwangerschaftswochen ist man ja de facto gar nicht schwanger. Die verbleibenden 38 Wochen entsprechen umgerechnet etwa 8,75 Monaten. Dieser angebliche 10. Monat ist also durchaus verwirrend und existiert nur, weil zwei nicht schwangere Wochen mitzählen und die Schwangerschaftsmonate mit 28 Tagen berechnet werden, obwohl ein Monat durchschnittlich etwa 30 Tage hat.

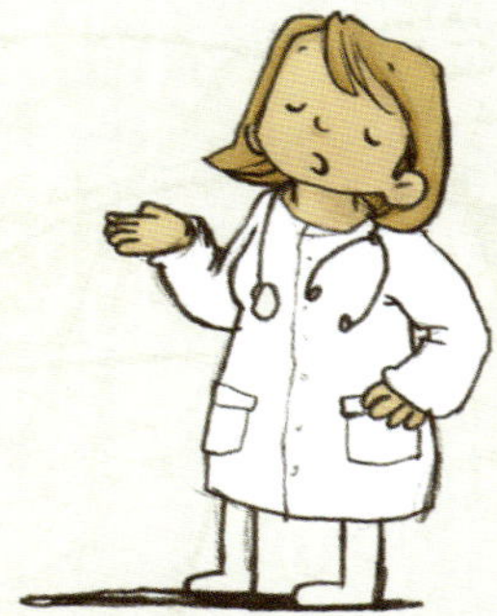

# Der 3. Monat beginnt heute

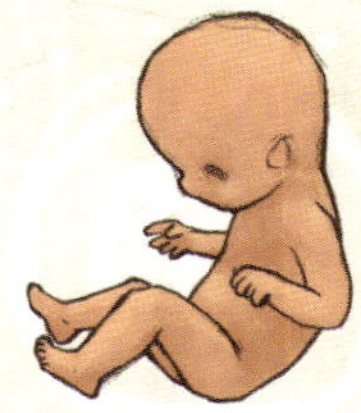

# Der 10. Schwangerschaftsmonat

**Du:** Uff! Langsam reicht es, oder? Du weißt nicht mehr, wie du dich bequem hinlegen sollst, alle Organe werden zusammengedrückt, und es ist einfach deutlich zu spüren: Eigentlich passt in einen Körper nur einer. Im Idealfall sollte es in deinem Leben jetzt vor allem darum gehen, Dinge zu tun und Menschen zu treffen, die dir guttun.

**Dein Baby:** Auch für dein Baby bricht jetzt die anstrengendste Zeit der Schwangerschaft an, denn es ist wirklich eng in seiner Behausung und das Kleine sammelt alle Kräfte für die Geburt. Vielleicht merkst du, dass es ab jetzt in deinem Bauch etwas ruhiger wird.

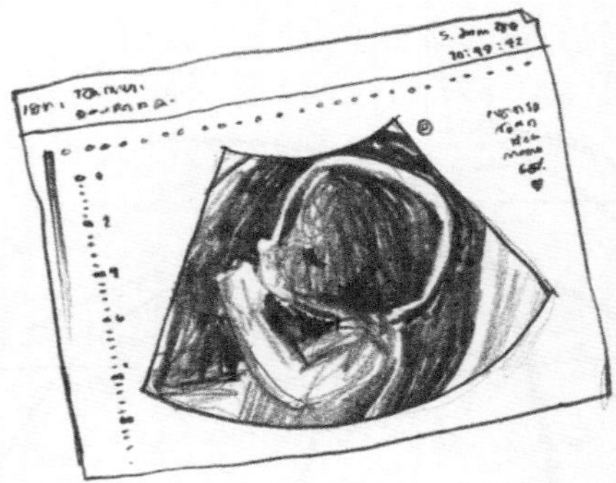

# Der 3. Schwangerschaftsmonat

**Du:** Für viele Mamas ist dieser Monat die schwierigste Zeit der Schwangerschaft, vor allem wegen der Übelkeit. Aber schon bald beginnt das sogenannte Wohlfühltrimester ... Außerdem wirst du deinen Schatz am Ende dieses Monats per Ultraschall sehen. Ein magisches Ereignis.

**Dein Baby:** Dein Baby wird langsam beweglich und macht schon richtig Rabatz, wovon du nur leider noch rein gar nichts mitbekommst. Am Ende des 3. Monats ist das Kleine körperlich in der Lage, in deiner Gebärmutter herumzuhüpfen, als seist du eine Trampolinhalle.

# Der 10. Monat beginnt heute

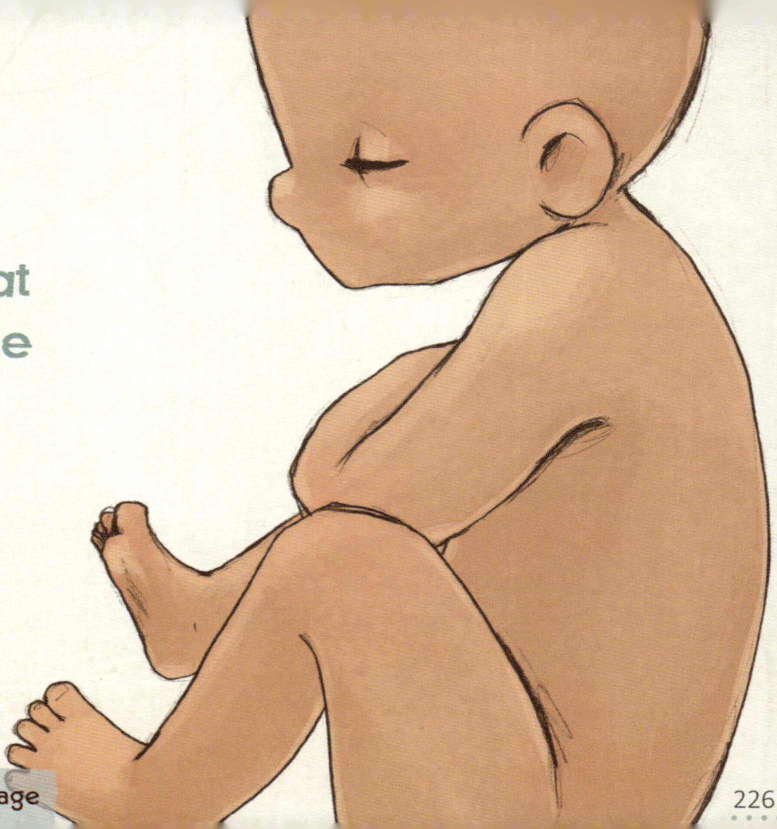

## Du leistest eine Menge

Selbst wenn du äußerlich noch kaum etwas von der Schwangerschaft bemerkst, laufen die Veränderungsprozesse in deinem Körper bereits auf Hochtouren.

- Dein Stoffwechsel ist um etwa 20 Prozent erhöht.
- Das Blutvolumen, das pro Minute von deinem Herzen durch den Körper gepumpt wird, nimmt um 30–50 Prozent zu.
- Die hormonelle Umstellung hat Auswirkungen auf dein Hautbild, deine Stimmung, deine Haare, die Verdauung, deinen Appetit und im Grunde auf fast jeden Vorgang in deinem Körper.

Falls du also zwischendurch das Gefühl hast, von winzigen Anstrengungen oder ganz normalen Tagen total erschöpft zu sein, hab Verständnis für dich und Geduld mit dir. Du tust gerade so viel mehr, als dir bewusst ist, und hast jede ruhige Minute verdient.

# Wann wird die Geburt eingeleitet?

Meist wird spätestens sieben bis zehn Tage nach dem Geburtstermin die Geburt künstlich eingeleitet. Aber auch vor dem Entbindungstermin kann es gute Gründe geben, die Geburt etwas vorzuverlegen. Das kann der Fall sein, wenn die Plazenta dein Baby nicht mehr gut versorgt oder andere Komplikationen dafürsprechen, dass es dir oder dem Baby nach der Geburt besser gehen wird. Das Entbindungsteam wird gemeinsam mit dir die verschiedenen Möglichkeiten besprechen.

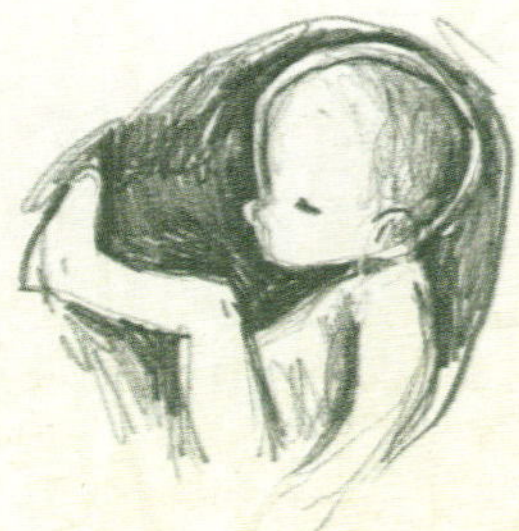

# Alles noch so surreal?

Vielleicht seid ihr zwei – du und dein Baby – noch ein kleiner Geheimbund, von dem nur wenige wissen, und möglicherweise schweißt euch das schon jetzt zusammen. Für die meisten Mamas ist es zu diesem frühen Zeitpunkt aber gar nicht so einfach, eine wirkliche Bindung zu ihrem ungeborenen Kind aufzubauen, das sie noch nie mit ihren eigenen Sinnen wahrnehmen konnten. Das ist vollkommen normal!

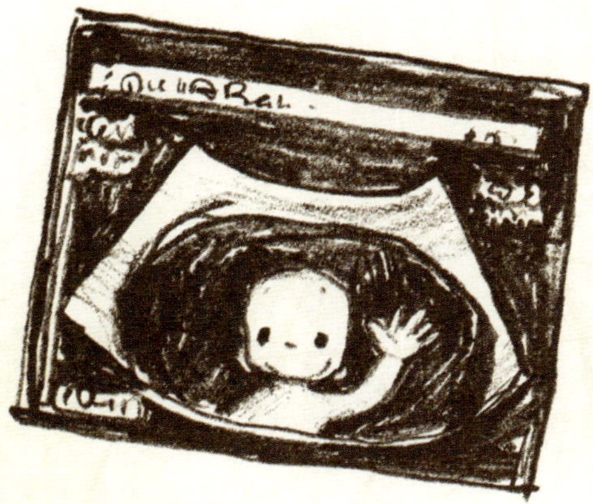

# Besuche im Krankenhaus nach der Geburt?

Selbst wenn du vor der Geburt die halbe Nachbarschaft und Großfamilie eingeladen hast, in der Klinik vorbeizuschauen, kann die Situation ganz anders aussehen, wenn dein Baby da ist. Du weißt nicht, wie du in den Tagen nach der Geburt emotional drauf sein wirst. Du weißt nicht, wie es euch beiden körperlich geht. Und wenn du das erste Kind zur Welt bringst, weißt du ebenso wenig, wie du als Mama sein wirst. Wenn du Absprachen triffst, triff sie also besser unter Vorbehalt. Du kannst vorher einfach nicht wissen, wie du dich fühlen wirst.

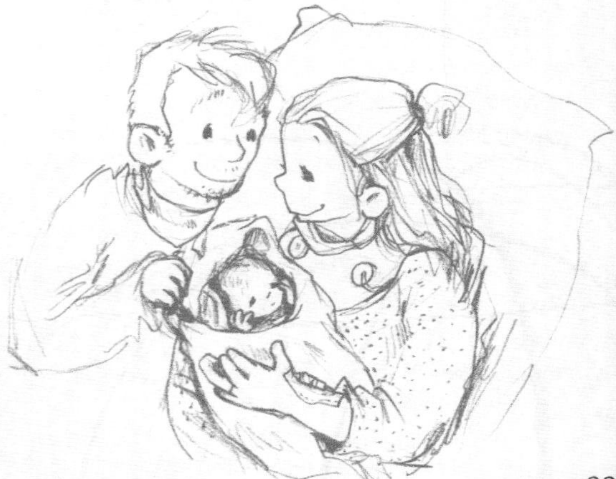

# Die Hose kneift schon?

Das Baby ist erst 20 Millimeter groß, und trotzdem kann deine Hose schon zu eng werden. Das liegt daran, dass die Gebärmutter bereits wächst und den Darm nach oben schiebt. Außerdem gerät die Verdauung ein wenig aus dem Takt, und es ist gut möglich, dass dein Bauch sich dadurch ständig aufgebläht anfühlt.

**Trick:** Knüpfe einen Haargummi in das Knopfloch deiner Hose und schließe den Bund damit.
So kannst du die Hose etwas weiter machen.

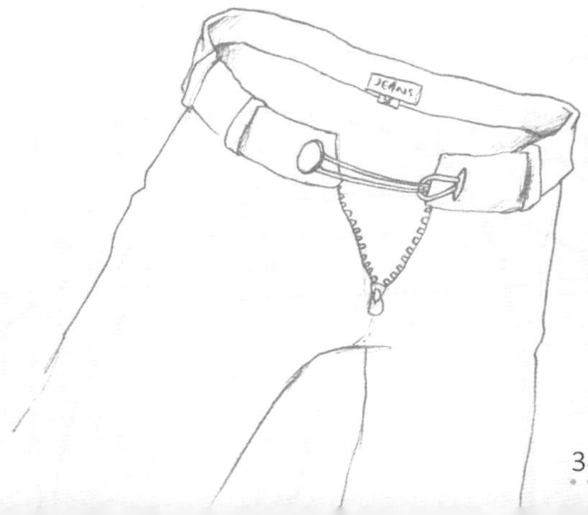

# Wilde Träume

Je näher der Geburtstermin rückt, desto wahrscheinlicher sind unruhige Nächte, wilde Träume und fiese nächtliche Gedanken. Viele Mamas halten Albträume für ein schlechtes Omen, dabei sind sie einfach nur ein Ausdruck für die seelische Ausnahmesituation, in der du dich befindest.

# Soooooo müde

An manchen Tagen, vor allem im ersten Trimester, wirst du dich so leicht und energiegeladen wie ein Stein mit Bleischürze fühlen, auf dem ein dicker Elefant ein Nickerchen macht. Das ist vollkommen normal und hat verschiedene Gründe. Zum einen arbeiten Körper und Seele gerade vermutlich so hart wie noch nie in deinem Leben, auch wenn du das gar nicht bemerkst. Und zum anderen lassen die Hormone häufig deinen Blutzucker und Blutdruck absinken und verlangsamen deinen Stoffwechsel. Alles ganz toll im Sinne der Natur, aber manchmal so verdammt anstrengend, wenn die Welt sich unverschämterweise einfach weiterdreht.

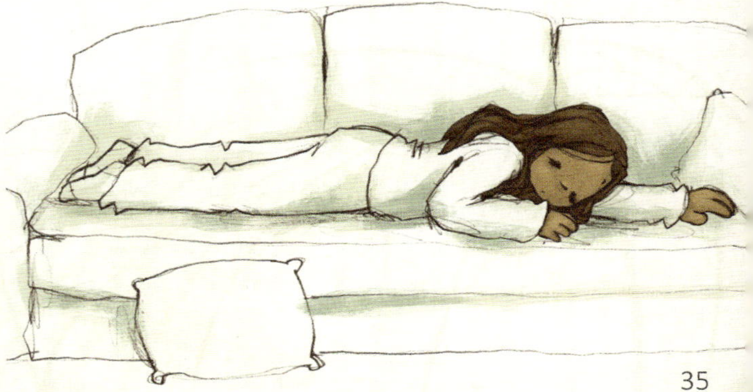

# Keine Lust auf Naturklänge und Kuschelrock von 1999?

Die meisten Kreißsäle haben eine Auswahl liegen gebliebener CDs in petto. Wenn du sichergehen willst, dass du während der Entbindung keine Bad-Music-Aggression bekommst, solltest du dir für die Zeit im Kreißsaal, die sich manchmal ziemlich ziehen kann, deine eigene Playlist zusammenstellen. Vielleicht ist es möglich, dein Handy im Geburtsraum mit Lautsprechern zu verbinden. Frag am besten beim Entbindungsteam nach. Falls nicht, kannst du einen kleinen Bluetooth-Lautsprecher oder Kopfhörer in die Kliniktasche packen.

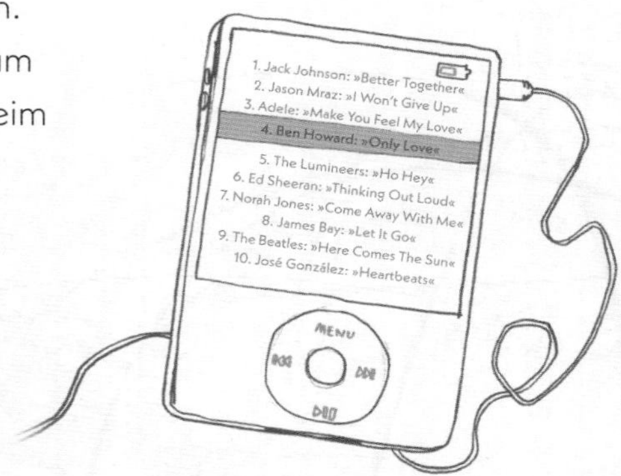

# Rainbow-Bowl

Bereite dir Mahlzeiten zu, in denen möglichst jede Farbe des Regenbogens vorkommt. So gelangen automatisch viele verschiedene Nährstoffe auf den Teller und ihr, du und dein Schatz, seid optimal versorgt. Falls cir allerdings gerade einfach nur übel ist und du nur bestimmte Lebensmittel magst, hör auf deinen Körper. Die Übelkeit geht bald vorbei, und dann kannst du dich immer noch durch den Regenbogen futtern.

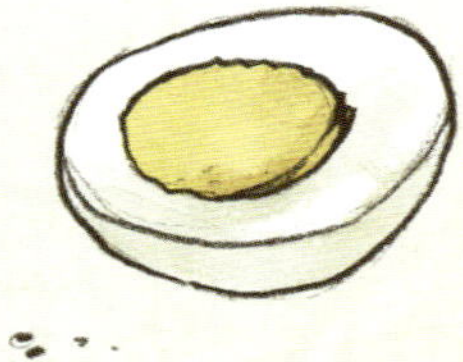

# Stärke deinen Beckenboden

Es kann sein, dass du ab und an etwas Urin verlierst, wenn du deinen Beckenboden belastest. In diesem Fall ist es ratsam, dass du schon während der Schwangerschaft Beckenbodenübungen machst. Im Internet findest du zahlreiche Videos und Anleitungen, wie das geht. Und auch wenn du keine Probleme mit der Blase hast, schadet es absolut nicht, jetzt schon mal ein paar Minuten am Tag in einen stabilen Beckenboden zu investieren.

# Die Organe bilden sich

Dein Baby ist jetzt schon etwa so groß wie eine Olive. In dieser Woche beginnt die letzte Phase der Organanlage. Fast alles sitzt jetzt da, wo es sitzen soll, und der Körper deines kleinen Schatzes bildet schon Augenlider und Ohrmuscheln aus. Beeindruckend, oder?

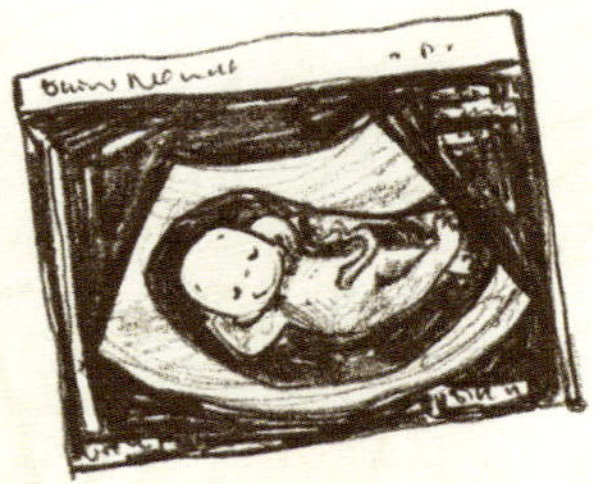

# Noch immer in Beckenendlage?

Falls dein Baby noch keine Lust hatte, sich zu drehen, kannst du es mit einigen Tricks unterstützen. Helfen kann die indische Brücke. Dabei hebst du dein Becken in Rückenlage. Da bei der Übung die Vena cava abgedrückt werden kann, bitte auf keinen Fall ohne Hebamme oder Arzt versuchen. Ganz ohne Bedenken kannst du es im Schwimmbad mal mit Handständen und Purzelbäumen versuchen. Vielleicht macht dein Baby es dir ja nach ... Und falls nicht, hattest du wenigstens einen spaßigen Tag im Wasser.

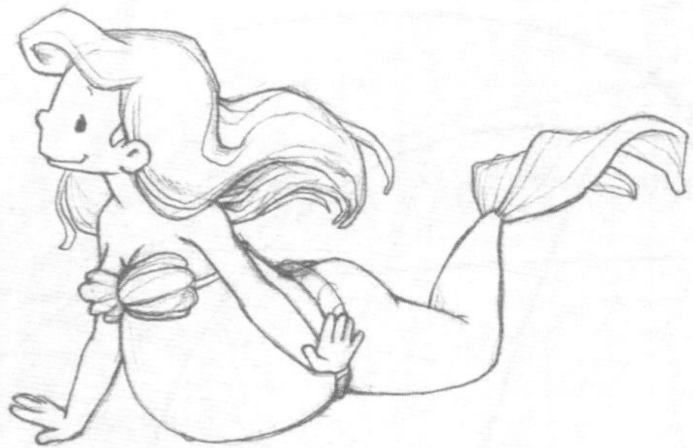

# Mehr als ein Kind?

Mehrlingsschwangerschaften sind gar nicht so selten: Die Faustregel lautete viele Jahre, dass eine von 85 Geburten eine Zwillingsgeburt ist. Die Wahrscheinlichkeit, auf natürliche Weise mehr als zwei Kinder auf einmal zu bekommen, betrug lange Zeit im Durchschnitt eins zu 7225. Durch künstliche Befruchtungen und ein durchschnittlich höheres Alter der schwangeren Mutter ist die Wahrscheinlichkeit für Zwillinge und Mehrlinge allerdings gestiegen. Oft wird erst am Ende des 3. Monats entdeckt, dass sich noch ein weiterer Embryo in der Gebärmutter entwickelt.

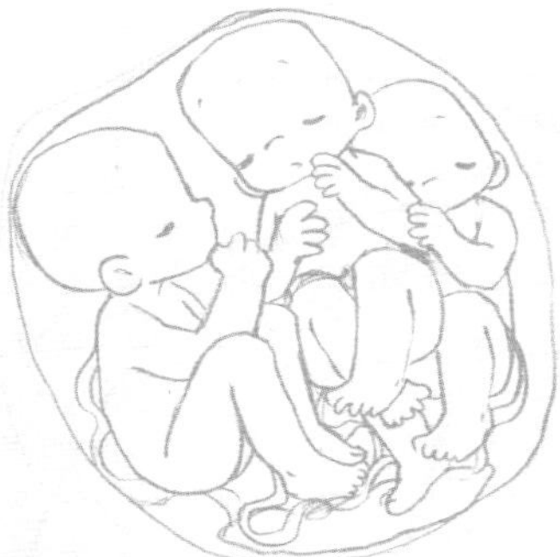

# Mehr Kraft, aber weniger Platz

Aktuell nimmt dein Baby pro Woche bis zu 200 Gramm an Gewicht zu. Seine Bewegungen werden kleiner und es kann nicht mehr ganz so viel Anlauf zum Boxen nehmen – ein Glück für deine Rippen, denn von Tag zu Tag hat dein Kleines mehr Kraft. Falls du wegen vorzeitiger Wehen überwacht wurdest, ist es sehr wahrscheinlich, dass man dich spätestens jetzt entlässt und der Natur ihren Lauf lässt, denn dein Kind könnte nun bereits eigenständig atmen.

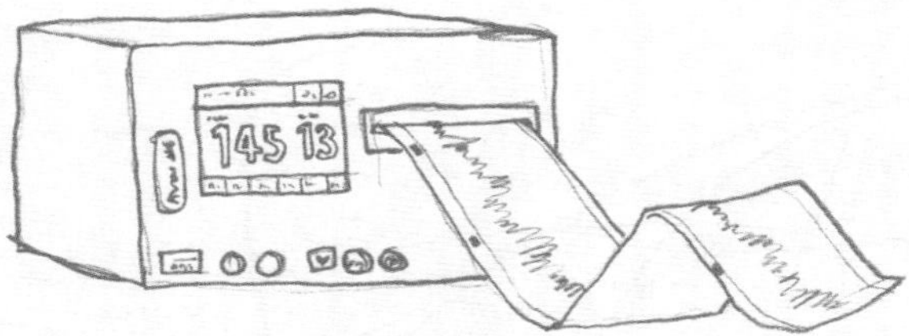

# Der 5-4-3-2-1-Trick

Kommen in dir manchmal Ängste und Sorgen auf, die du gern gegen innere Ruhe eintauschen würdest? Dieser Trick hilft bei diffusen Ängsten, aber auch bei Panikattacken. Im Grunde geht es darum, deinen Geist zu fordern und an Dinge zu denken, die etwas in dir auslösen. Oft hilft diese Abfolge von Gedanken gegen aufkommende Angst. Atme tief durch und denke dann an:

**5** Menschen, die du liebst
**4** Gerichte, die du gar nicht magst
**3** Dinge, die du auf eine einsame Insel mitnehmen würdest
**2** schöne Erlebnisse, auf die du dich in der Zukunft freust
**1** Ort, an dem du jetzt gern wärst

# So schwer wie eine Ananas

Mit etwa zwei Kilogramm ist dein Baby jetzt schon kein Fliegengewicht mehr, und das merkst du spätestens beim Treppensteigen. Auch die Fruchtwassermenge hat mittlerweile ihr Maximum erreicht. Dein Baby trinkt andauernd davon. Das kannst du für dich nutzen. Wenn du dein Baby an unterschiedliche Aromen gewöhnen möchtest, ist jetzt eine gute Zeit dafür, denn sein Geschmackssinn ist jetzt schon sehr ausgeprägt.

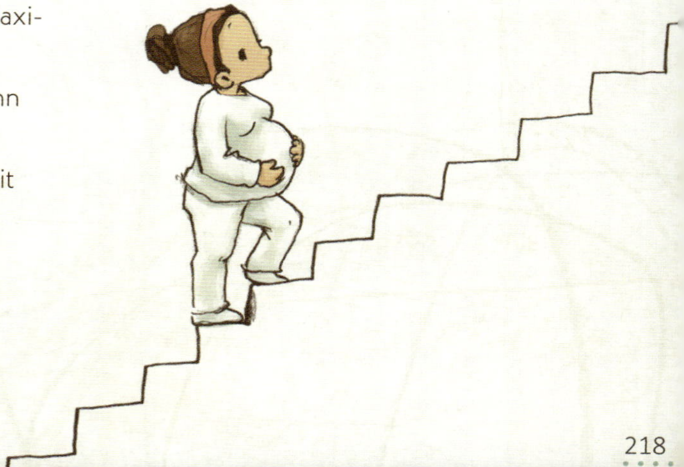

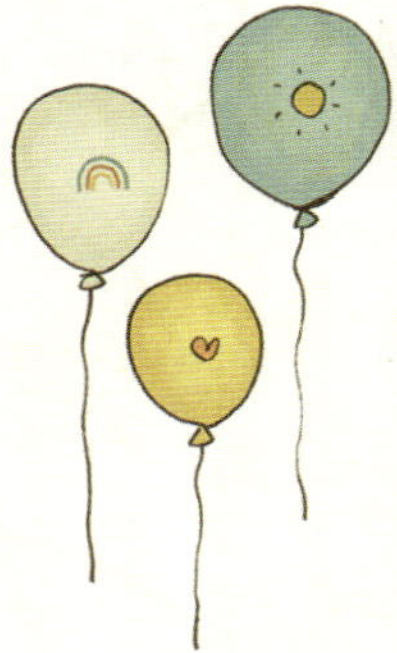

**Selfcare für heute:** Glaube daran, dass alles gut wird, und verzweifle nicht, wenn irgendwer sagt, dass die Übelkeit »schon in wenigen Wochen« besser wird.

# Geburtskarten vorbereiten

Weißt du, was du vermutlich nach der Geburt am wenigsten hast? Zeit und Muße, dich mit einer Geburtskarte zu beschäftigen. Bestimmt macht es Spaß, Fotos von deinem Baby zu machen und die besten auszusuchen. Dir noch einen netten Text dazu auszudenken, Adressen herauszusuchen, Briefumschläge zu besorgen, die alle zu beschriften und mit Briefmarken zu versehen, ist aber definitiv weniger spaßig. Du wirst dir also bestimmt selbst danken, wenn du alles, was vorbereitet werden kann, jetzt schon vorbereitest.

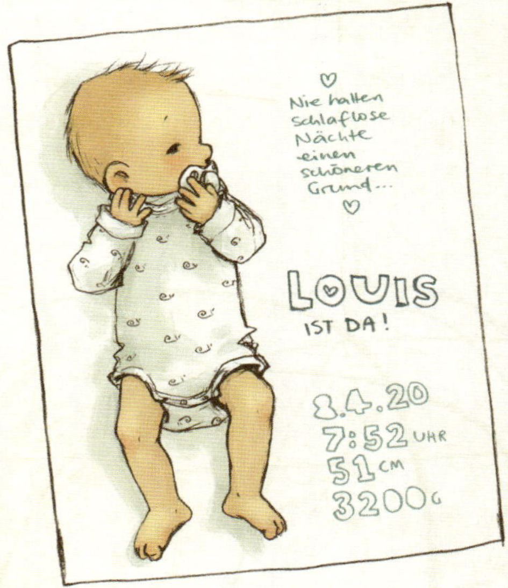
Nie hatten schlaflose Nächte einen schöneren Grund...
LOUIS
IST DA!
8.4.20
7:52 UHR
51 CM
3200 G

# Irgendwie einsam?

Wenn du entschieden hast, die Tatsache, dass du schwanger bist, zunächst nicht mit vielen Menschen zu teilen, fühlt sich das jetzt vielleicht manchmal ein bisschen einsam oder auch unehrlich an: Du erfindest vielleicht Ausreden, um keinen Alkohol zu trinken, verschleierst im Büro deine Übelkeit oder steigst in Planungen ein, von denen du jetzt schon weißt, dass du bei deren Umsetzung nicht dabei sein wirst. Die meisten Schwangeren haben am Anfang sehr mit dem Gefühl zu kämpfen, aufgrund all der kleinen Lügen, Ausreden und Absagen ein wenig ausgeschlossen zu sein oder sich nicht korrekt zu verhalten. Doch schon in wenigen Wochen sieht alles ganz anders aus.

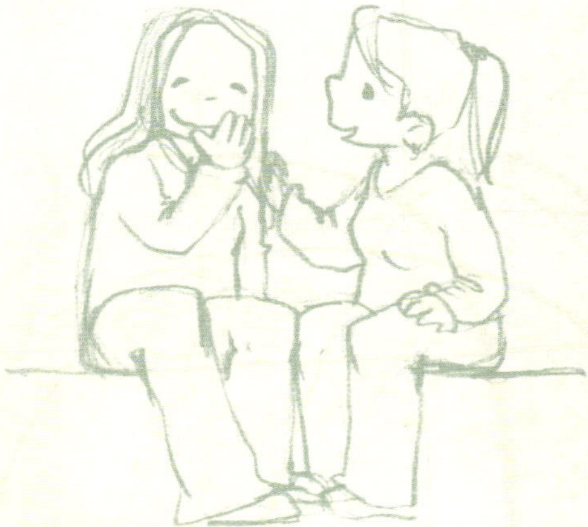

# Höchste Zeit für Schlupfschuhe

Ganz egal, ob gerade Frühling, Sommer, Herbst oder Winter ist: Deine besten Freunde sind aktuell wahrscheinlich Schuhe, die du anziehen kannst, ohne dich zu bücken. Achte auch bei der Auswahl der Hausschuhe für die Krankenhaustasche darauf, dass du einfach hineingleiten kannst. Vor allem nach einem Kaiserschnitt wird das Bücken noch eine ganze Weile unmöglich oder zumindest sehr unangenehm sein.

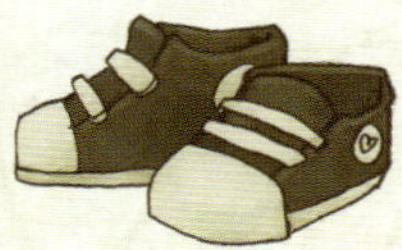

# Wie geht's dir, Mama?

Wenn eine Frau Mutter wird, bedeutet das den vermutlich größten Umbruch in ihrem gesamten Leben. Doch obwohl die meisten Schwangeren die Frage »Wie geht es dir?« sehr häufig hören, merken sie recht schnell, dass damit selten ihre mentale Gesundheit gemeint ist. Die Fragen zielen meist auf körperliche Probleme wie Übelkeit oder sonstige physische Schwangerschaftsbeschwerden ab. Dabei ist es geradezu naiv, zu glauben, eine Schwangerschaft (und sei sie noch so erwünscht) sei ein Grund, rund um die Uhr glücklich zu sein.

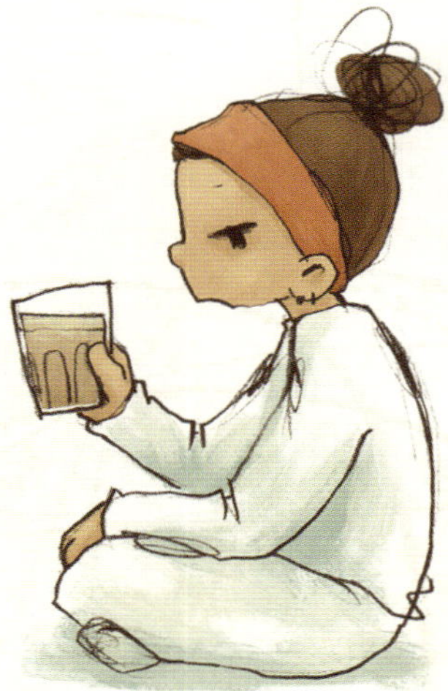

# Rosarote Abschiedsbrille

Je nachdem, wie verwurzelt du in deinem Job bist und wie lange du in Elternzeit bleiben wirst, kann der Beginn der Mutterschutzzeit nicht nur erleichternd, sondern manchmal auch schwierig sein. Besonders wenn es im Kollegium einen tollen Zusammenhalt gibt und du deine Arbeit als sinnstiftend empfunden hast, fühlt es sich möglicherweise wie ein Ausschluss an, wenn du nicht mehr aktiver Teil des Teams bist. Die rosarote Abschiedsbrille, die alles noch etwas netter erscheinen lässt, als es tatsächlich ist, kann einem da schon mal den Rest geben und richtig traurig machen. Vielleicht kannst du diese Wehmut, auch wenn sie sich für den Moment nicht schön anfühlt, trotzdem umarmen. Sich so wohl in seiner Arbeitsumgebung fühlen zu dürfen, ist nämlich eigentlich ein großes Privileg.

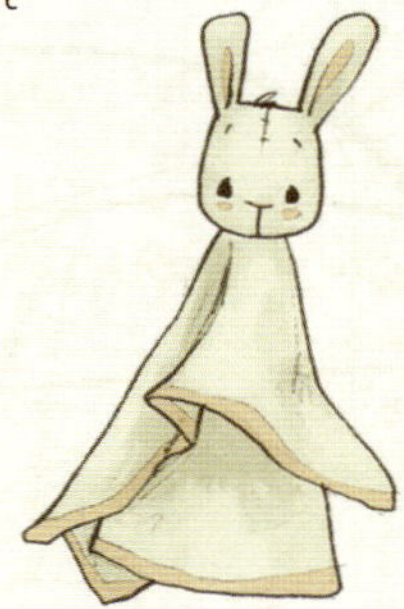

# Frag den Frosch …

Bis vor etwa 70 Jahren wurden teilweise afrikanische Krallenfrösche als Schwangerschaftsorakel genutzt. Man injizierte der Weibchen Blut oder Urin der Schwangeren in den dorsalen Lymphsack. Wenn die Frau, von der das Blut oder der Urin stammte, schwanger war, bewirkten die Schwangerschaftshormone einen Eisprung und der Frosch laichte innerhalb von zwölf Stunden. Das klingt verrückt, funktionierte aber tatsächlich.

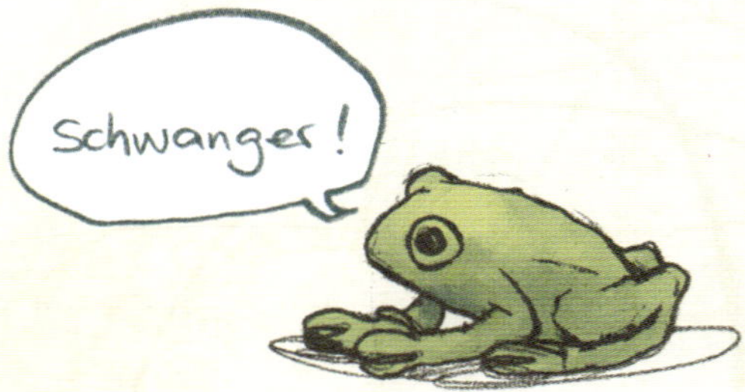

# Hast du schon gepackt?

Falls du deine Krankenhaustasche noch nicht gepackt hast, wird es jetzt höchste Zeit. Es wird zwar wahrscheinlich noch eine Weile dauern, bis du sie brauchst. Falls es aber doch früher losgeht, wirst du ganz bestimmt sehr froh sein, nicht noch in Windeseile packen zu müssen. Du musst die Tasche natürlich nicht ständig mit dir herumschleppen. Solange dein Partner oder eine andere Person, die Zugang zu deiner Wohnung hat, Bescheid weiß, reicht es, wenn sie zu Hause bereitsteht.

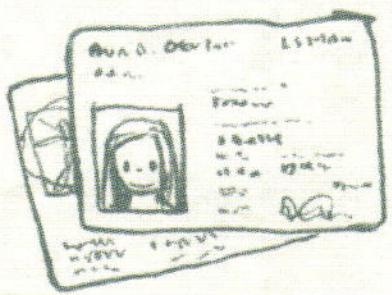

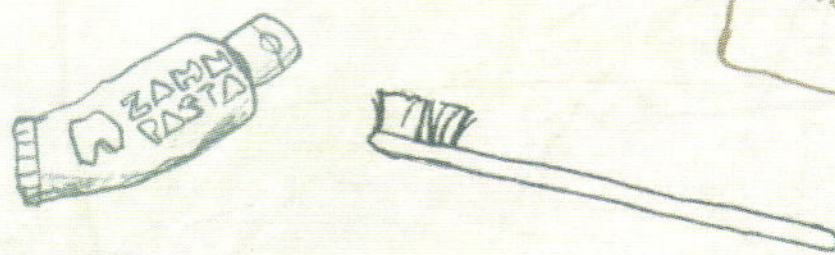

# Test auf genetische Veränderungen

Sobald die Blutgefäße deines Kindes mit deinem Blutkreislauf verbunden sind, sind Teile seiner DNA in deinem Blut nachweisbar. Ab der vollendeten 10. Schwangerschaftswoche ist so viel DNA-Material in deinem Blut, dass sich anhand dessen relativ genau abschätzen lässt, ob das Kind bestimmte genetische Veränderungen aufweist oder nicht. Dazu muss nur eine Blutprobe von dir im Labor untersucht werden. Die Kosten für den sogenannten nicht-invasiven Pränataltest (NIPT) trägt seit 2022 die Krankenkasse. Vor dieser Untersuchung muss allerdings eine ärztliche Beratung der Schwangeren stattfinden.

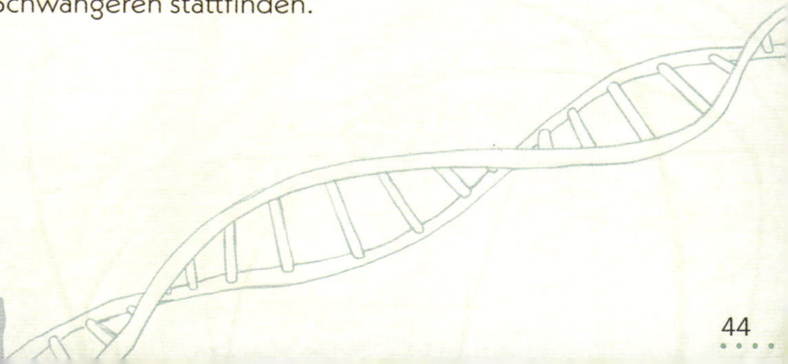

# Love-Hack für (werdende) Eltern

Feiert euch! Führt das »Daily High Five« ein. Jeden Abend, wenn ihr ins Bett geht, gebt ihr euch ein High Five und sagt euch, wofür ihr euch feiert. Das richtet euren Fokus auf Positives und ihr werdet euch gemeinsamer Ressourcen bewusst, die euch auch in Zukunft über stressige Zeiten hinwegtragen können.

## Was hilft gegen das Gedankenkarussell?

Du denkst oft darüber nach, ob wohl alles gut geht, ob du die richtige Entscheidung getroffen hast, wie die Geburt ablaufen wird und, und, und …? Dagegen hilft: Entspannen. Schlafen. Schultern zucken. Weinen. Kuscheln. Abwarten. Fluchen. Und im Zweifel einfach auch selbst mal wieder »Juhu!« denken. Die Macht der Gedanken ist nämlich groß.

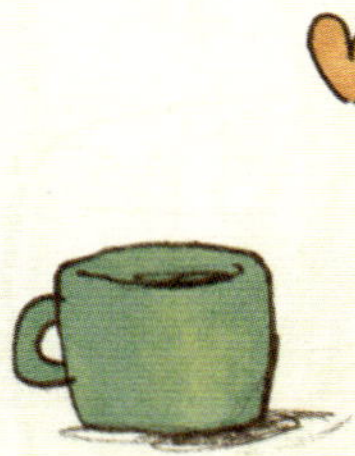

# Heute beginnt der Mutterschutz!

Sechs Wochen vor dem errechneten Geburtstermin beginnt die sogenannte Mutterschutzfrist. Wenn dein Baby früher zur Welt kommt, verlängert sich automatisch der Mutterschutzzeitraum nach der Geburt. Bei einer Geburt sechs Wochen vor dem errechneten Termin oder früher gibt es außerdem zusätzliche Elterngeldmonate.

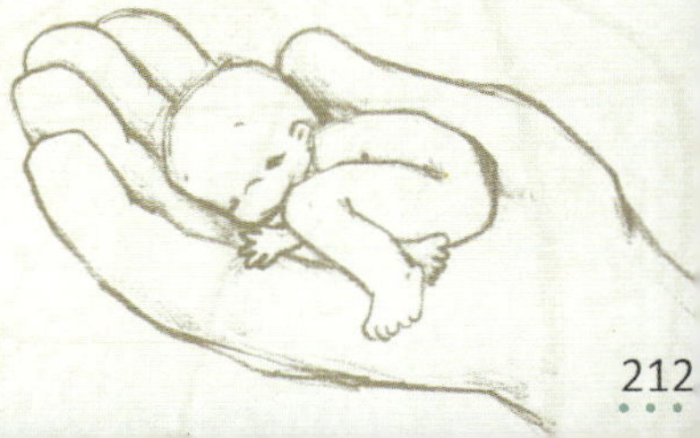

# Die Hebammensuche

In Deutschland werden Schwangere nicht nur von Ärztinnen und Ärzten, sondern wahlweise auch von einer Hebamme betreut. Die Kosten dafür trägt die Krankenkasse. Du kannst bei allen Vorsorgeuntersuchungen selbst bestimmen, ob du dafür deine Hebamme sehen oder lieber in die Arztpraxis gehen möchtest. Hebammen machen zwar keine Ultraschalluntersuchung und nicht alle haben ein CTG, nehmen sich dafür aber meist mehr Zeit, kommen oft zu dir nach Hause und betreuen später auch dein Kind und dich im Wochenbett. Sich vor der Wochenbettbetreuung schon kennenzulernen und die Sichtweise einer Hebamme zusätzlich zur ärztlichen Meinung zu erfahren, ist definitiv vorteilhaft und schafft Vertrauen.

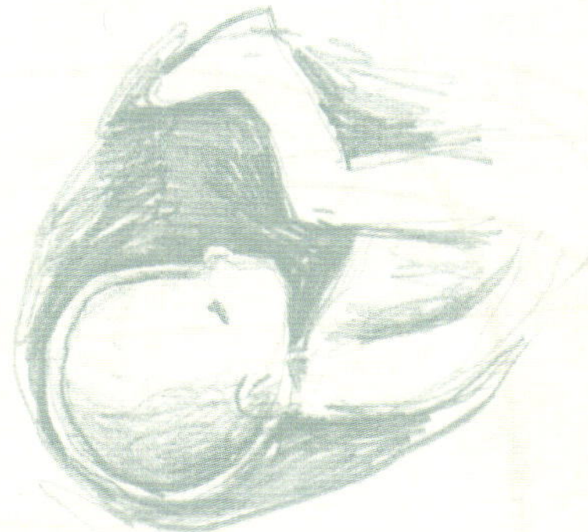

# Der Ring als Frühwarnsystem

Wenn dir ein Ring, den du trägst, in der Schwangerschaft plötzlich Schmerzen bereitet, sich nicht mehr vom Finger nehmen oder nicht mehr anstecken lässt, solltest du vorsichtshalber zum Arzt gehen und die Lage checken lassen. Das Anschwellen der Finger könnte ein Hinweis auf Präeklampsie sein – eine Komplikation während der Schwangerschaft, die ärztlicher Aufsicht bedarf. Aber mach dich nicht verrückt: Ganz oft sind angeschwollene Finger einfach nur angeschwollene Finger.

# Müde, müde, müde

Um das Tief nach dem Mittagessen zu vermeiden, kannst du schnelle Kohlenhydrate mittags weglassen und eher auf »Slow Carbs«, also Bohnen, Erbsen und andere Hülsenfrüchte, als Beilage setzen. Das lässt den Blutzuckerspiegel nicht ganz so aus den Latschen kippen.

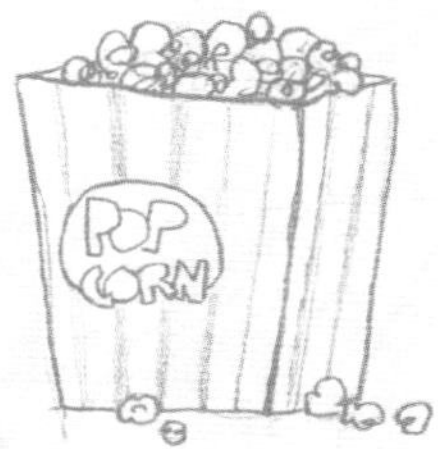

# Dein Baby wäre jetzt noch ein Frühchen, aber längst überlebensfähig

Als Frühchen werden Babys bezeichnet, die vor der 37. Woche und mit einem Geburtsgewicht von unter 2500 Gramm geboren werden. Das jüngste überlebende Frühchen kam 132 Tage zu früh auf die Welt, wog nur 420 Gramm und war so groß wie eine Handinnenfläche.

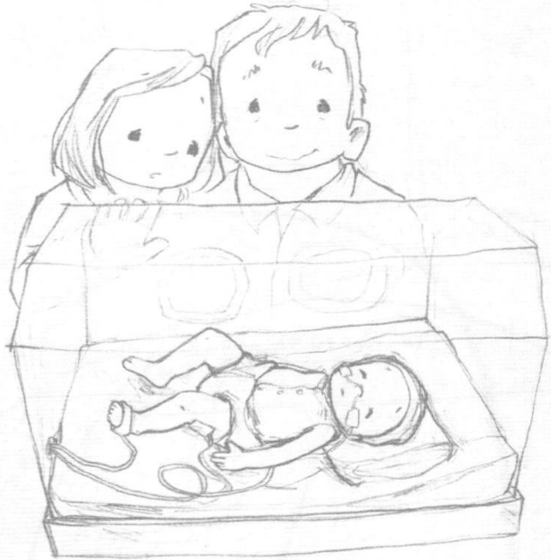

# Katze im Haus?

Katzen können von Toxoplasmen befallen sein, die beim Menschen die Infektionskrankheit Toxoplasmose verursachen. Aber nur, wenn die Mutter während der Schwangerschaft erstmals Kontakt mit diesen Einzellern hat, kann dies für das Ungeborene gefährlich werden. Wenn du Kontakt zu Katzen haben wirst, kannst du dein Blut untersuchen lassen, um zu prüfen, ob du schon Antikörper hast. Wenn das der Fall ist, besteht keine Gefahr. Hast du keine Antikörper, lass vor allem das Katzenklo lieber von anderen reinigen.
Wenn das mal keine Einschränkung ist, mit der man sehr gut leben kann ...

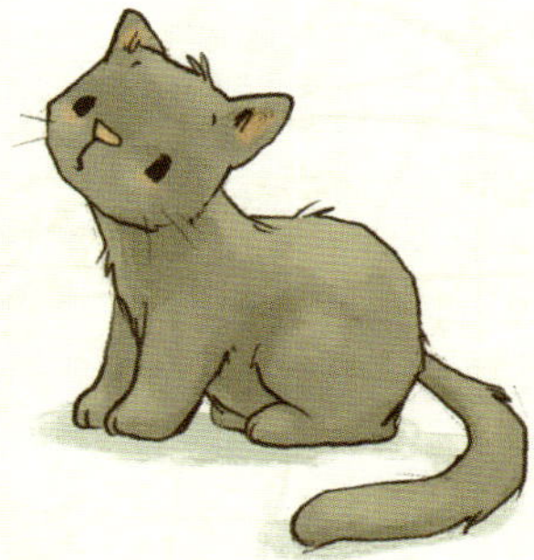

# Streicheleinheiten für Mama und Baby

Dein Baby spürt jetzt durch die gedehnte Bauchwand deine Streicheleinheiten und Berührungen. Aber auch dir tut es jetzt besonders gut, berührt, gestreichelt oder sanft massiert zu werden. Spezielle Massagen für Schwangere sind wohltuend in der Spätschwangerschaft, in der deine Rückenmuskeln stark beansprucht werden.

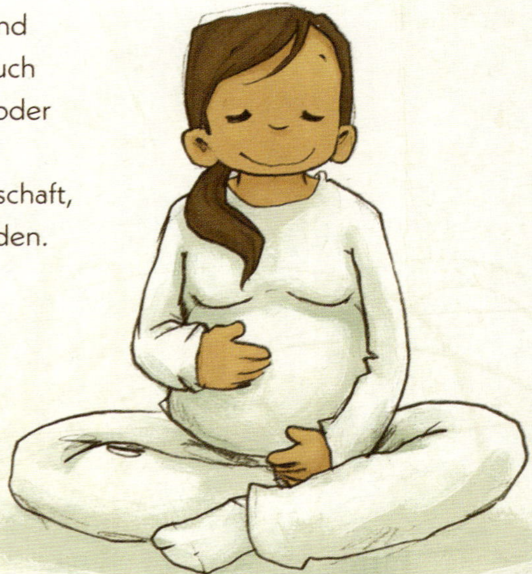

# Meilenstein voraus

Zwischen der 9. und 12. Woche wird meist der erste Basis-Ultraschall gemacht. Viele werdende Eltern empfinden ihn als *den* ersten Meilenstein und weihen im Anschluss daran nach und nach alle Personen in ihrem Umfeld ein. Je nachdem, wann der Termin stattfindet und wie es körperlich am besten passt, wird entweder vaginal oder über den Bauch geschallt. Die Kosten für die Ultraschalluntersuchung übernimmt die Krankenkasse. Danach musst du dich eine Weile gedulden bis zum nächsten Wiedersehen mit deinem Baby.

Privat gezahlte Ultraschalluntersuchungen, die keinen medizinischen Zweck erfüllen und nicht der pränatalen Diagnostik dienen, sind seit der Überarbeitung des Strahlenschutzgesetzes 2021 nämlich verboten.

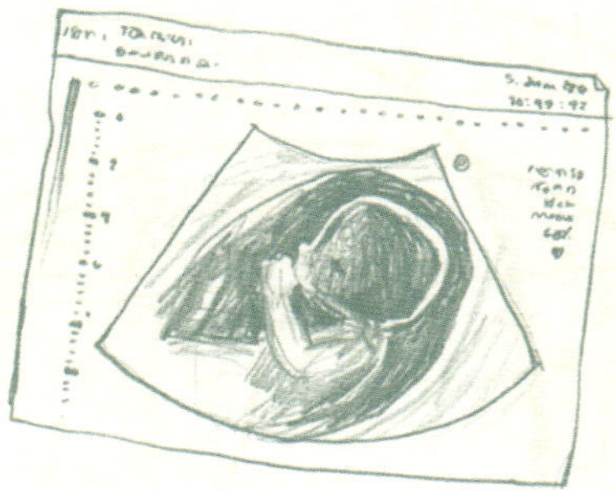

# Bitte dreh dich doch endlich, kleiner Schatz!

Hat sich dein kleiner Schatz noch nicht gedreht? Mit dieser Sorge bist du nicht allein. Bis zur 36. Schwangerschaftswoche haben etwa die Hälfte der Babys noch keine Lust, mit dem Kopf nach unten abzuhängen. Sie sitzen lieber und lassen sich mit der Drehung Zeit. Bis zum Ende der 37. Woche haben aber immerhin 95 von 100 Kindern ihren Kopf nach unten gedreht.

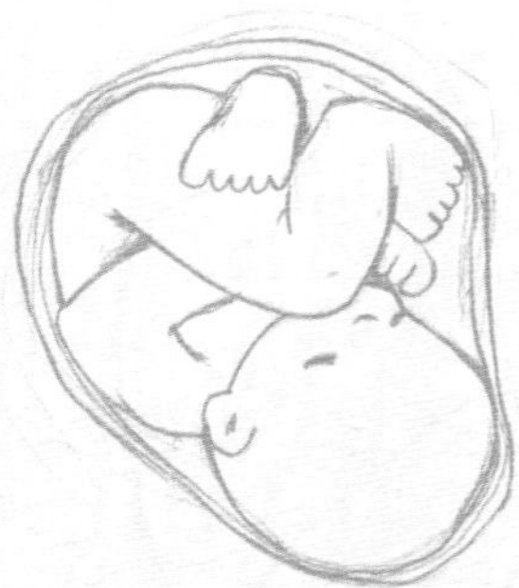

# Ab ins Wasser!

Warst du lange nicht mehr im Schwimmbad? Warmes Wasser tut dir jetzt richtig gut und könnte euer gemeinsames Hobby während der Schwangerschaft werden. Denn während du im warmen Wasser herumdümpelst,
tut dein Kind genau dasselbe.
Ein schöner Gedanke, oder?

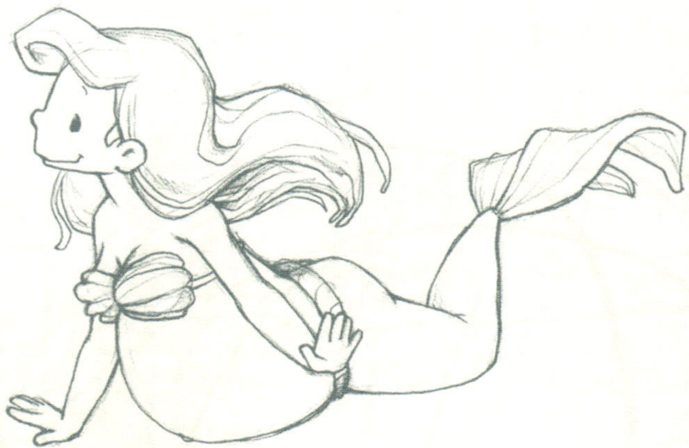

# Ihr geht da gemeinsam durch

Mittlerweile haben dein Baby und du schon viel miteinander erlebt. Euch jetzt endlich bald kennenlernen zu dürfen, kann dich durch die Geburt hindurchtragen und dir eine Kraft geben, die du nicht einmal selbst in dir erahnt hast. Die Geburt wird wahrscheinlich für euch beide ein intensives Erlebnis. Aber ihr werdet da nicht jeder allein durchgehen, sondern gemeinsam.

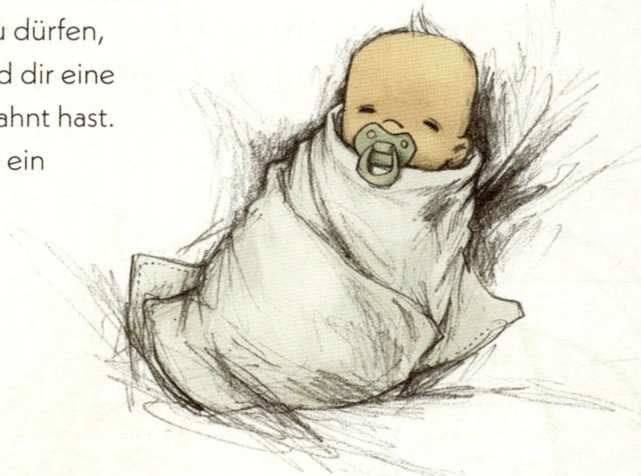

# Vorfreude

Beim ersten großen Ultraschall siehst du dein Baby endlich live. Bis du die ersten Tritte spürst, wird es noch einige Wochen dauern, da die Gebärmutter selbst keine Bewegungsreize weiterleitet. Umso lustiger wird es, zu sehen, dass dein Kleines bereits ständig in Bewegung ist.

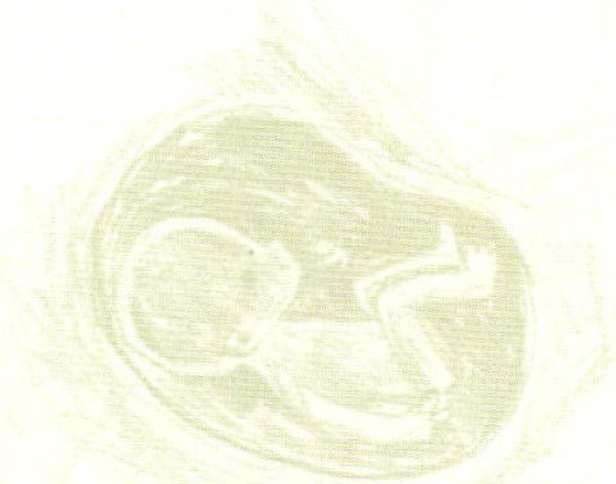

# Wenn der Bauch hart wird

Bei körperlicher Anstrengung und Stress kann dein Bauch jetzt hart werden. Wie normale Übungs- und Senkwehen sind diese Kontraktionen ungefährlich, aber ein deutliches Zeichen, dass du einen Gang zurückschalten solltest. Zu viel Belastung und Stress erhöhen nämlich das Risiko einer Frühgeburt. Also lieber mal die Füße hochlegen und entspannen, wenn dein Körper dir netterweise so klare Signale sendet.

# Klitzekleine Fingernägel

Schon jetzt beginnen die kleinen Finger- und Fußnägel deines Babys zu wachsen. Verrückt, aber wahr. Du wirst dich noch wundern, wie scharf die nach der Geburt schon sein können ...

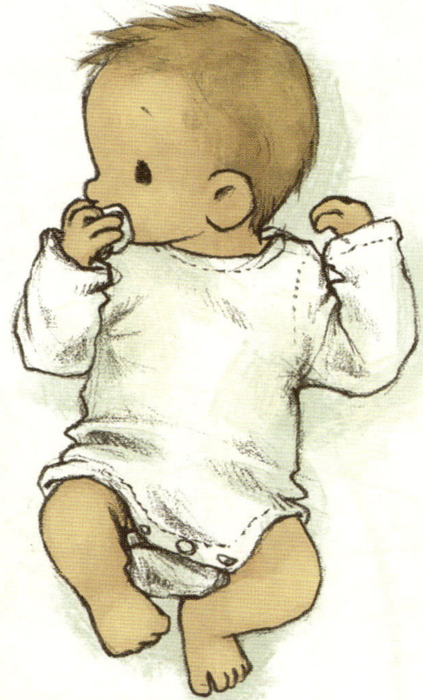

**Selfcare für heute:** Hands up für den guten alten Mittagsschlaf! Im Grunde ist unser Biorhythmus ohnehin darauf ausgerichtet. Jetzt ist genau die richtige Zeit, um dem Mittagstief nachzugeben und dich ausgiebig auszuruhen, wenn dir danach ist.

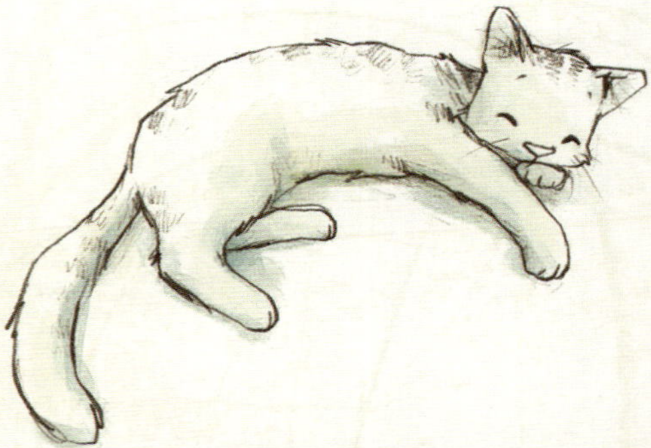

# Lässt die Übelkeit langsam nach?

Falls nicht, ist es dennoch sehr wahrscheinlich, dass du es bald geschafft hast. Woher die Übelkeit kommt, ist übrigens gar nicht so genau erforscht. Laut neuesten Studien könnte es an einem einzigen Hormon liegen: GDF15. Ein wissenschaftliches Team, bestehend aus Forschenden der University of Cambridge und der University of Southern California, entdeckte 2023, dass der Schweregrad der Symptome eng mit der Menge an GDF15 im Blut einer Frau vor und während der Schwangerschaft zusammenhängt.

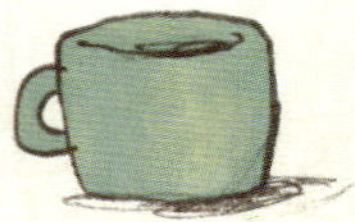

# Kein gutes Gefühl in der Rückenlage?

Selbst auf dem Rücken zu liegen fühlt sich mittlerweile vermutlich nicht mehr gut an. Darüber hinaus ist es nicht ungefährlich in der Spätschwangerschaft. In Rückenlage kann das Baby nämlich auf die Vena cava inferior, die untere Hohlvene in der Brust- und Bauchhöhle, drücken und so den Blutfluss zum Herzen stören. Keine Angst, du würdest das merken, denn dein Blutdruck würde rapide sinken, dein Herz rasen und sehr wahrscheinlich würde dir übel und schwindelig werden. Selbst beim Schlafen würdest du von diesen Symptomen wach werden und bräuchtest dich nur aufzurichten oder auf die linke Seite zu drehen, um den Blutfluss in der Hohlvene wieder zu normalisieren.

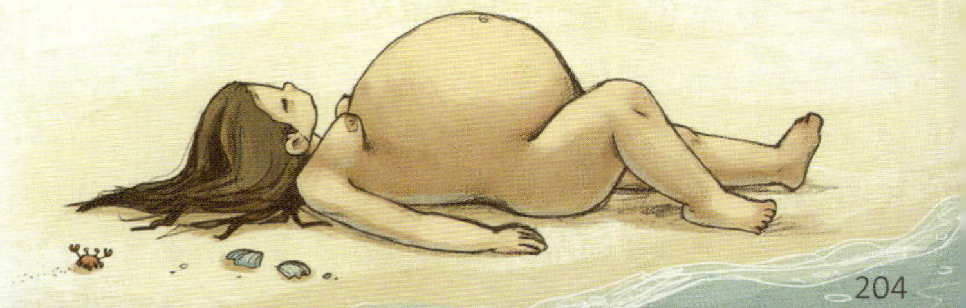

# Wie dein Körper sich schon jetzt verändern kann (aber nicht muss)

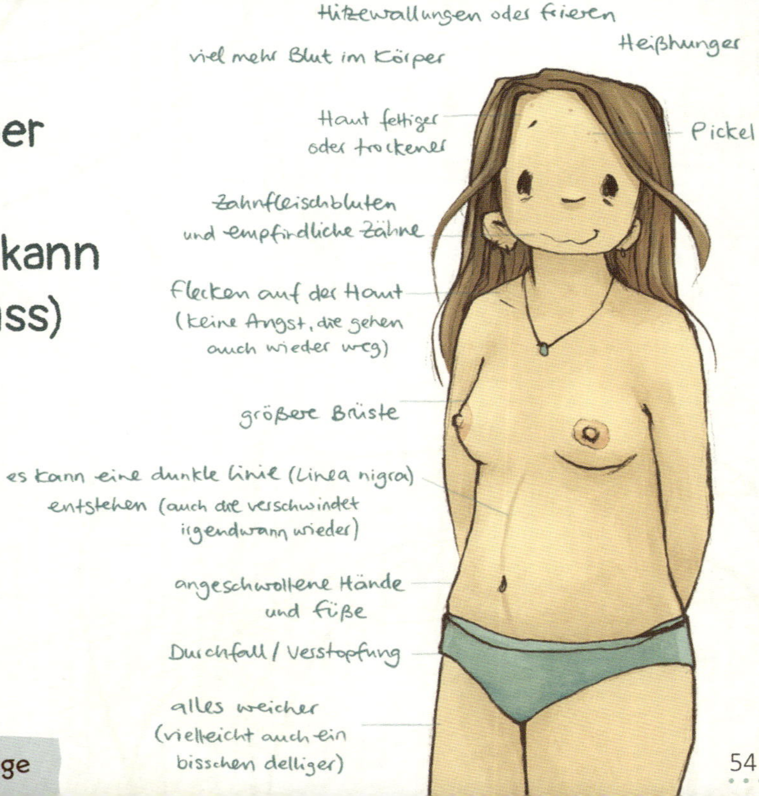

Die Schwangerschaft ist
wie ein ganzes Leben vor dem Leben,
das vor allem euch beiden gehört.

# Verkündung in der Kaffeetasse

Eine nette Idee, deine Schwangerschaft in der Familie zu verkünden, ist folgende: Schreib mit einem lebensmittelechten Stift (zum Beispiel Porzellanfarbe) eine kleine Nachricht auf den Boden einer Kaffeetasse. Am Ende eines netten Plauschs und nach einem leckeren Kaffee »Du wirst Oma« oder »Ba d bist du Onkel« zu lesen, beschert dir eine schöne Erinnerung für die Ewigkeit, wenn du das verdutzte Gesicht der Oma oder des Onkels in spe siehst.

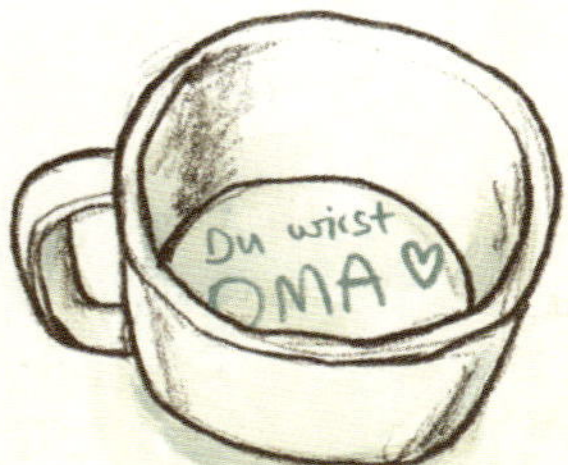

# Noch mal die volle Dröhnung

Du könntest dir heute mit deinem Partner oder einer Freundin eine richtig fiese Krimiserie reinziehen, in der rumgeballert wird, als gäbe es kein Morgen. Sobald dein Baby auf der Welt ist, werdet ihr das vermutlich lange nicht mehr machen, denn die meisten Babys liegen gern von früh bis spät auf irgendwelchen Bäuchen rum, anstatt allein in einem Zimmer. Und Baller-Serien sind dann vielleicht nicht das beste Umgebungsgeräusch ...

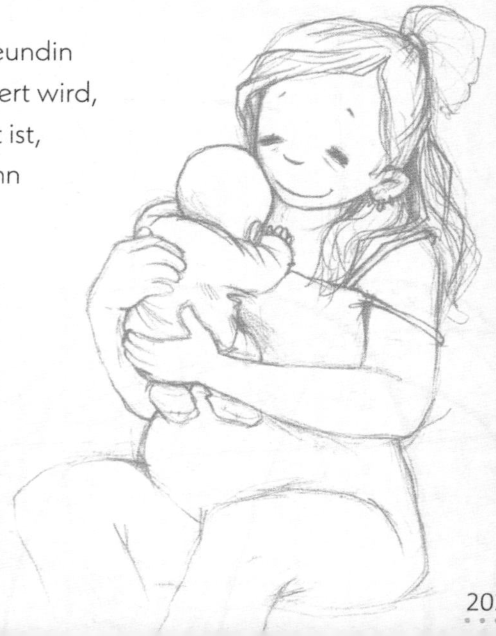

# Achtung: Beim ersten Ultraschall …

… Augen zumachen, wenn du nicht wissen willst, ob du einen Jungen oder ein Mädchen bekommst. Manche Jungs scheinen mit ihrer Männlichkeit im Ultraschall fast zu prahlen. Auch wenn dein Arzt oder deine Ärztin vor dem Ende der 12. Schwangerschaftswoche noch keine Aussage zum Geschlecht treffen darf, ist das Geschlecht gerade bei Jungs manchmal schon früh recht deutlich erkennbar.

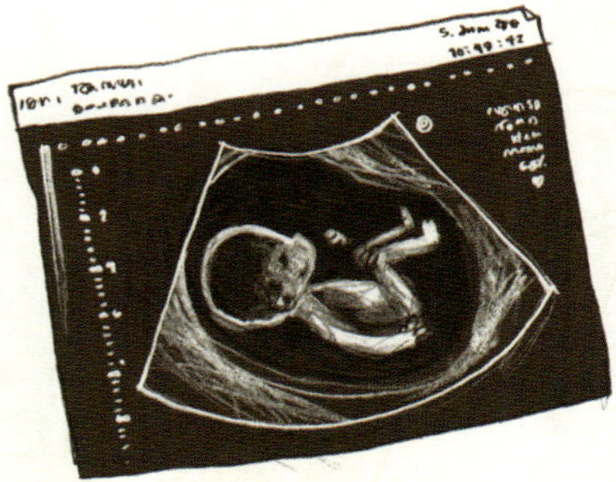

# Haut an Haut nach der Sectio

Sprich schon bei der Anmeldung im Krankenhaus an, ob du die Möglichkeit haben wirst, im OP-Saal Haut an Haut mit deinem Baby zu kuscheln, falls die Umstände einen Kaiserschnitt erfordern. Das sogenannte Sectio-Bonding bieten immer mehr Krankenhäuser an. Es hat viele Vorteile für dich als Mama und natürlich für dein Kind, das nach der Geburt an keinem Ort besser aufgehoben ist als nackt auf deiner Brust.

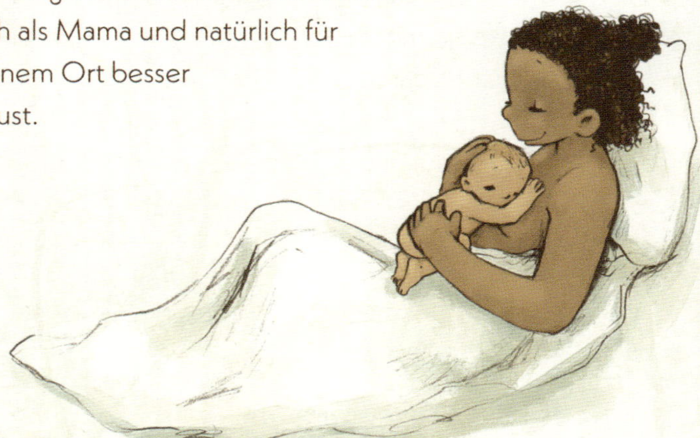

# Hey Kleines, hier spricht Mama!

Ihr habt es geschafft, die kritische Anfangsphase ist überstanden und du weißt jetzt, dass es deinem Kind gut geht. Mit dieser Sicherheit kannst du dich eventuell ganz anders auf das Baby einlassen. Sprichst du mit deinem Kind? Wenn nicht, ist jetzt der ideale Zeitpunkt, damit anzufangen. Du kannst das einfach innerlich tun, denn noch kann dein kleiner Schatz dich nicht hören. Fühlen, dass du da bist, kann er aber ganz sicher schon.

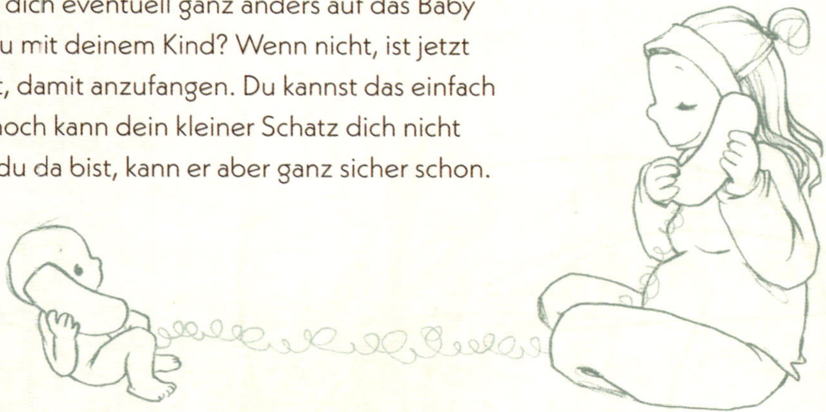

# Der Nestbautrieb beginnt

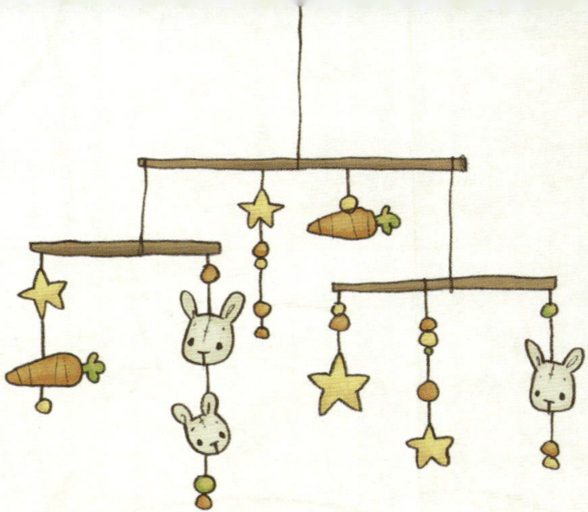

Genau wie Vögel, die im Frühling unermüdlich an einem Nest bauen, um irgendwann Eier hineinzulegen, hat die Natur auch in uns das Bedürfnis angelegt, vor der Geburt unseres Babys eine gemütliche und vor allem sichere Umgebung zu schaffen. Es ist also pure Biologie, wenn du jetzt alles schön herrichten möchtest für euer neues Familienmitglied.

# Schon im 4. Monat!

Juhuuuu, das sogenannte »Wohlfühltrimester« beginnt!

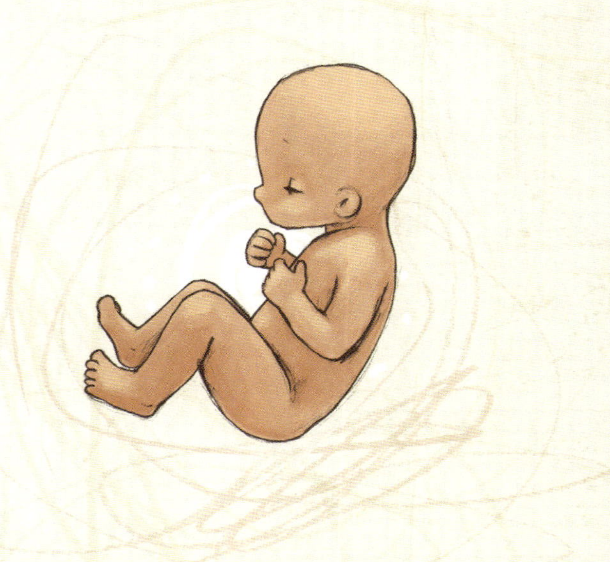

# Der 9. Schwangerschaftsmonat

**Du:** Im 9. Monat schwanger zu sein klingt nach »Morgen geht's los!«, und manchmal fühlt es sich durch die Übungswehen und den Bauch auch so an. Aber jetzt darfst du hoffentlich erst einmal ganz entspannt den Mutterschutz genießen.

**Dein Baby:** Hui, ganz schön beengt, die Hütte! Das Baby legt jetzt jeden Tag ordentlich Gewicht zu und führt ansonsten ein Leben, das dem nach der Geburt sehr ähnelt: Wenn es schläft, klappt es die Augen zu, wenn es wach ist, schaut es sich um und lauscht neugierig deiner Stimme und allen anderen Geräuschen, die bei ihm ankommen.

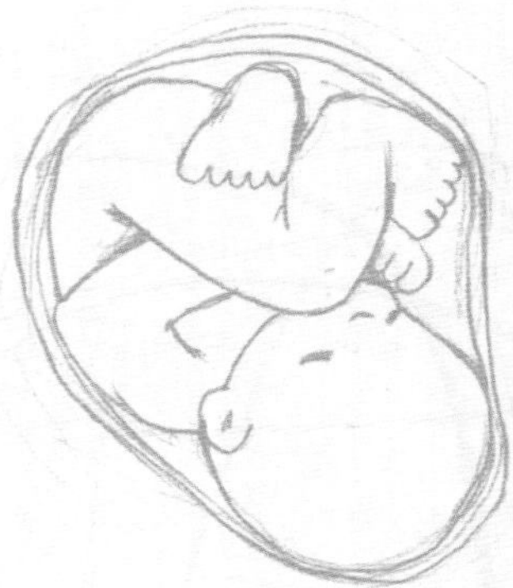

# Der 4. Schwangerschaftsmonat

**Du:** Hoffentlich ist dir nicht (mehr) so übel. Falls doch, kommt es dir vielleicht wie blanker Hohn vor, aber mit dem 4. Monat beginnt ganz offiziell das »Wohlfühltrimester« der Schwangerschaft, also die Zeit, in der es dir zumindest theoretisch gut geht und du körperlich noch nicht so eingeschränkt bist wie in den letzten drei Monaten. Hab Geduld mit deinem Körper. Das Wohlfühlen wird auch bald bei dir ankommen.

**Dein Baby:** Da wohnt mittlerweile ein fast kompletter kleiner Mensch in deinem Bauch. Ein Mensch, der schon so einiges kann, zum Beispiel Toben, Schlucken und am Daumen lutschen.

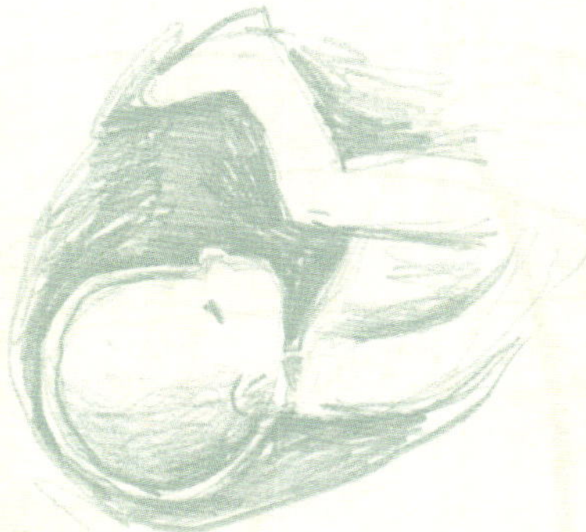

## Der 9. Monat beginnt genau heute

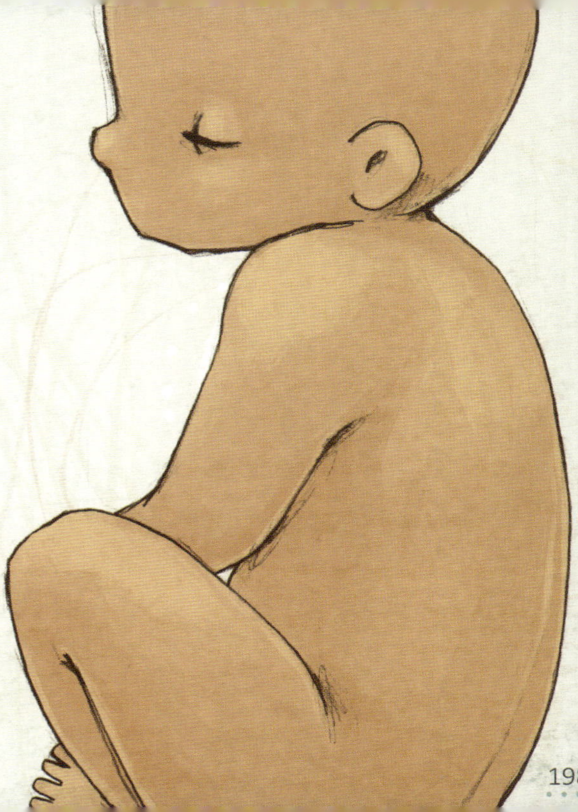

# Langsam wird alles greifbar und real

Dein Bauch rundet sich eventuell schon ein wenig, und du weißt nun vermutlich seit etwa zwei Monaten (also etwa 60 Tagen) von der Schwangerschaft. Das ist laut Studien exakt die Zeit, die der Geist braucht, um sich an etwas Neues zu gewöhnen.

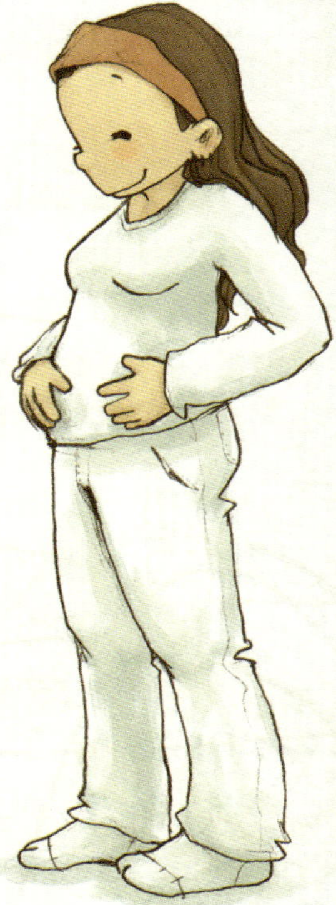

## Klinikanmeldung – nicht bindend

Wenn du bei der Anmeldung oder danach das Gefühl nicht loswirst, dass die Klinik deiner Wahl doch nicht die richtige ist, kannst du jederzeit wieder absagen und dich in einem anderen Krankenhaus vorstellen. Dasselbe gilt natürlich auch für den Fall, dass dich der Beginn der Geburt an einem ganz anderen Ort überrascht oder du einfach schnell ins nächstgelegene Krankenhaus musst. Die Anmeldung ist nicht bindend und du kannst dich jederzeit umentscheiden.

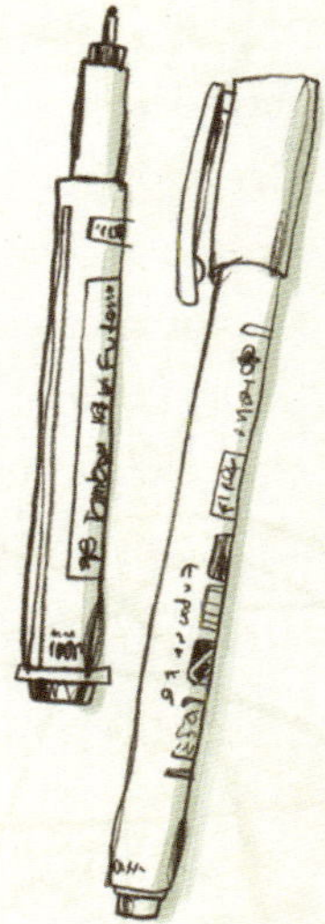

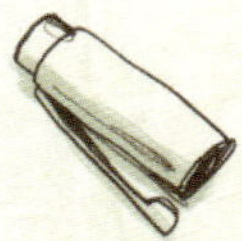

# Dein Körper gehört dir!

Hab keine Scheu, klare Grenzen zu setzen, wenn Menschen dir ungefragt über den Bauch streicheln, sich ihre Bemerkungen über deine prallen Brüste nicht verkneifen können oder Kommentare machen, die dir unangemessen vorkommen. Nur weil in deinem Körper ein kleiner Mensch heranwächst, ist er kein Allgemeingut, sondern ein sehr schützenswerter, wunderbarer und vor allem absolut privater Tempel.

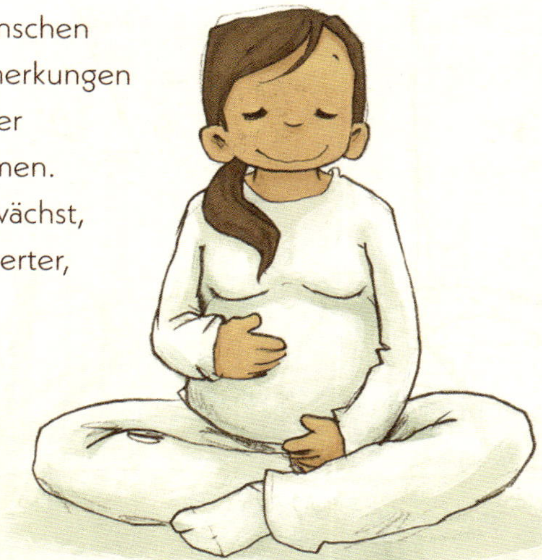

# Filmabend

Du könntest heute die Dokumentation »Babys« schauen. Sie begleitet Babys und ihre Eltern in vier verschiedenen Ländern von der Schwangerschaft und Geburt bis zum Ende des ersten Lebensjahrs. Der Film kommt komplett ohne Kommentare aus dem Off oder Interviews aus und beobachtet nur. Das Anschauen kostet vielleicht ein paar Nerven, macht aber auch entspannt.

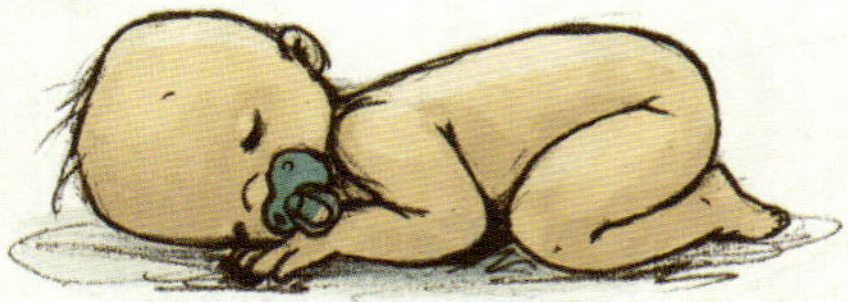

Nacktfrosch, der

['nakt,frɔʃ]

# Welcome back, Energie!

Während es in den erster drei Monaten oft vorkommt, dass sich die Müdigkeit wie ein bleierner Mantel über werdende Mamas legt, kommt im 4. Monat meist die Energie zurück. Das liegt vor allem am Hormonpegel, der sich nun nach einem heftigen Anfang langsam stabilisiert.

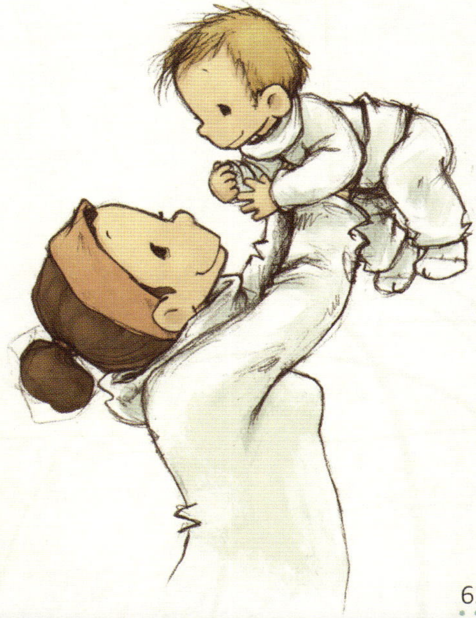

# Noch nicht so viel Erfahrung?

Wenn du Sorgen hast, ob du dein Baby nach der Geburt gut versorgen kannst, weil du noch wenig Erfahrung mit Babys hast, können eine gute Freundin mit Baby, ein YouTube-Video über Säuglingspflege oder deine Hebamme dir sicher weiterhelfen. Du brauchst keine Angst zu haben, denn schon im Krankenhaus stehen dir viele helfende Hände zur Seite. Und schon bald wird niemand so kompetent im Umgang mit deinem Baby sein wie du.

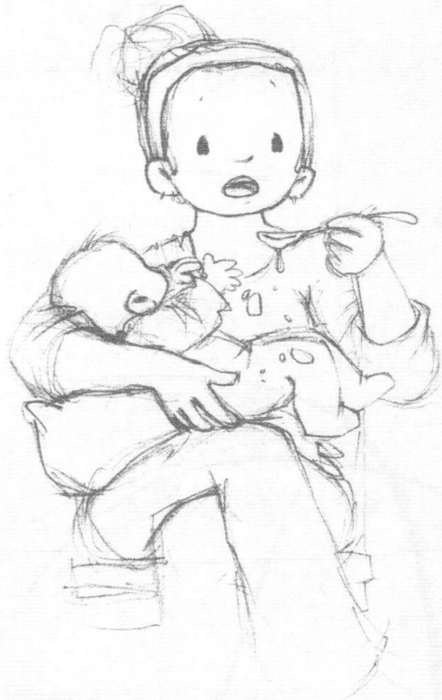

# Es wird Zeit, sich bei einem Geburtsvorbereitungskurs anzumelden

Natürlich kannst du Bücher lesen, mal bei einem Kaffee mit erfahrenen Mamas sprechen, deine Hebamme ausquetschen oder YouTube, Google & Co. befragen. Aber Geburtsvorbereitungskurse sind weit mehr als reine Wissensaneignung. Sie bieten dir oder euch die Möglichkeit, andere Familien zu treffen, die etwa zum gleichen Zeitpunkt ein Kind erwarten. Du hörst dort Antworten auf Fragen, auf die du selbst nie gekommen wärst, und du bekommst sehr viel Zeit und Expertise von einer Person, die sehr genau weiß, was alles auf dich und euch zukommen kann.

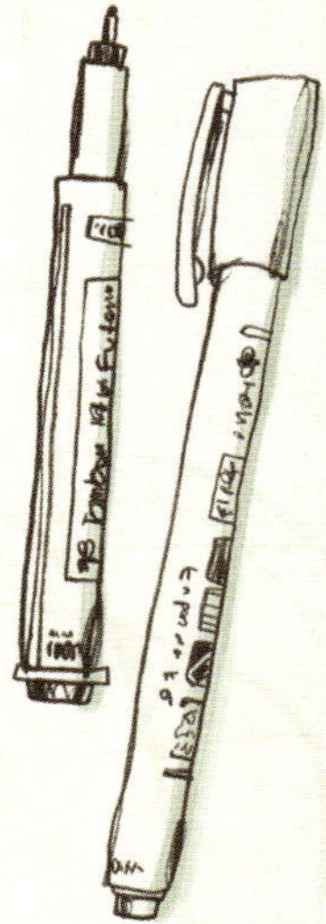

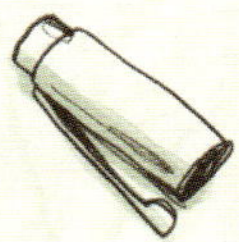

# Total normal

Es ist vollkommen verständlich, dass der Gedanke an die bevorstehende Geburt zwiespältige Gefühle in dir hervorruft. Obwohl du dich bestimmt unendlich darauf freust, dein Kind in zwei Monaten endlich riechen, umarmen, sehen und hören zu können, ist die Geburt neben allen Unberechenbarkeiten eben auch ein kleiner Abschied von eurer unantastbaren Zweisamkeit und von der schützenden Hülle um deinen allergrößten kleinen Schatz.

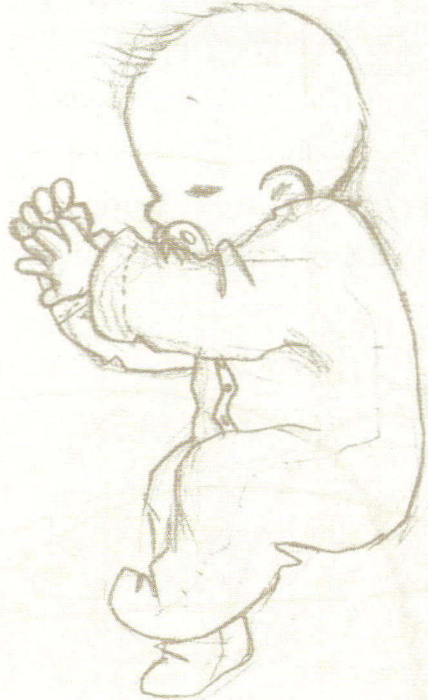

# Let's talk about us

Sich schon in der Schwangerschaft mit sich selbst, der eigenen Erziehung und auch mit der Vergangenheit des Partners oder der Partnerin auseinanderzusetzen, kann aufschlussreich sein und dafür sorgen, dass alle Beteiligten bewusster in ihre Elternschaft starten.

- War deine Kindheit insgesamt eher glücklich?
- Hast du dich geliebt gefühlt? Von wem?
- Wie war die Rollenaufteilung zwischen deinen Eltern oder Bezugspersonen?

Fragen wie diese können euch dabei helfen, wichtige Entscheidungen zu treffen und eure Werte als Eltern zu definieren.

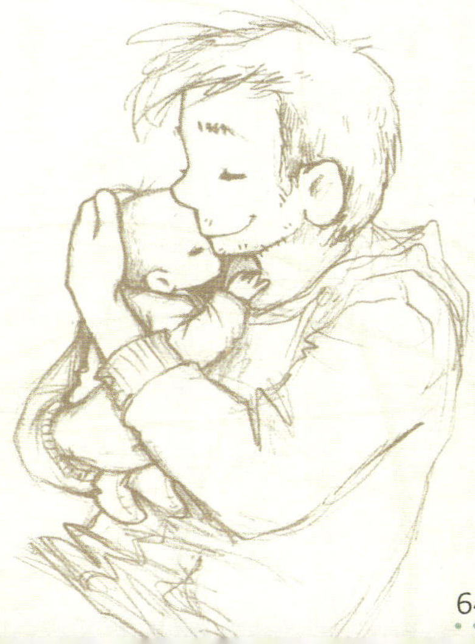

## Was ist die goldene Stunde?

Die erste Lebensstunde eines Kindes nennt man auch die »goldene Stunde«. In dieser Zeit ist dein Baby normalerweise besonders wach und aufmerksam. Es wird versuchen, Kontakt zu dir aufzunehmen und herauszufinden, wo es Milch saugen kann. Wenn du stillen möchtest, ist diese Stunde der ideale Zeitpunkt, um dein Baby zum ersten Mal an deine Brust anzulegen. Viel Milch wird es dort vielleicht noch gar nicht finden. Aber es weiß dann zumindest, dass du da bist, und nur darum geht es in diesem Moment.

## Du bist die Königin!

Mit dem wachsenden Bauch und der Verkündung deiner Schwangerschaft bist du ganz offiziell die Queen deiner kleinen Welt. Schwangere werden häufig besonders gut umsorgt. Es mag vielleicht auch manchmal ein wenig anstrengend sein, wie ein rohes Ei behandelt zu werden, aber in einigen Momenten ist es doch auch ganz nett, oder? »Schatz, ich hab so Lust auf ein Eis …«

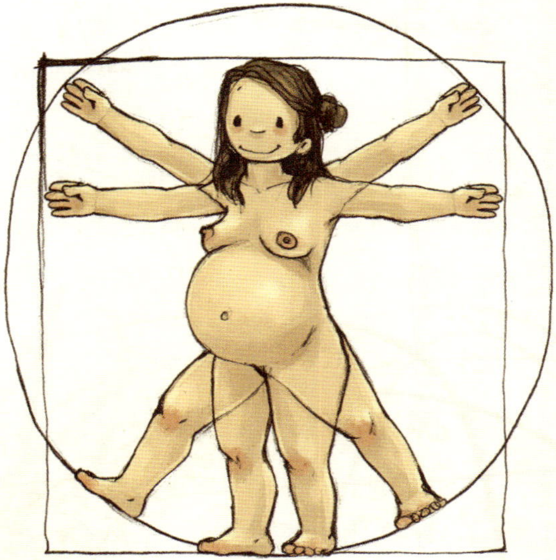

# Was brauchst du während der Geburt?

Bestimmt hast du schon einmal eine stressige Situation erlebt und kannst daraus ableiten, was dir vermutlich guttut, wenn dir alles zu viel wird. Besprich schon vor der Geburt mit deiner Begleitperson, wie man dir am besten helfen kann, wenn du dabei bist, die Nerven zu verlieren. Vielleicht macht ihr sogar ein Codewort aus, damit du dich in diesem Moment gar nicht erklären musst. Und schon weiß dein Gegenüber: Jetzt ist es so weit. Ich sollte sie massieren, allein lassen, Grenzen setzen oder was auch immer deine geheime Anti-Stress-Strategie sein mag.

# Du siehst anders aus, Mama

Na, auch mit Glow gerechnet und dann eine Menge Pickel bekommen? Auch wenn es das nicht unbedingt besser macht: Du bist damit nicht allein! Über schwangere Frauen, ihren wunderbaren Glow oder Essiggurken-mit-Nutella-Kohldampf gibt es so viele Mythen, dass es sich wirklich nicht lohnt, alle zu überprüfen oder auf ihre Erfüllung zu warten. Die meisten sind und bleiben eben einfach Mythen. Denn auch wenn du schwanger bist, bist du immer noch du, in all deiner Einzigartigkeit. Und auch wenn statistisch gesehen etwas bei 99 von 100 Frauen gleich ist, könntest du ja immer noch die eine sein, bei der es anders läuft.

**Selfcare für heute:** Eine Einkaufsliste schreiben für die Zeit, wenn du aus dem Krankenhaus entlassen wurdest: Sushi, Salami, der leckere Rohmilchkäse vom Markt … Träumen darf man ja wohl schon mal.

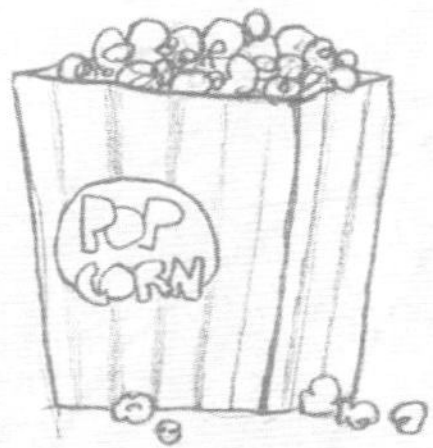

# Sport? Na klar!

Sport tut gut in der Schwangerschaft. Ganz wichtig ist dabei, dass du auf die Grenzen deines Körpers achtest, keine ungewohnten Anstrengungen auf dich nimmst und deinem Körper ausreichend Flüssigkeit und Energie zuführst. Dein Körper und dein Baby freuen sich nach dem Sport zum Beispiel über einen Bananenmilchshake. Mixe dafür eine reife Banane mit fettarmer Milch und ein paar Eiswürfeln. Yummy!

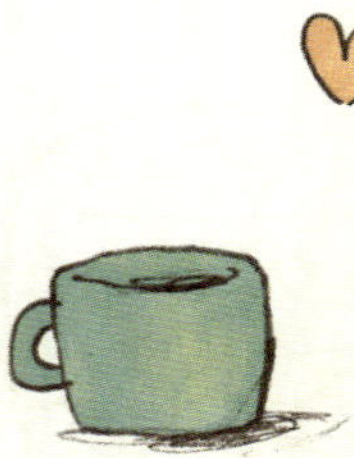

Ein Kind ist
sichtbar gewordene
Liebe.

*Novalis*

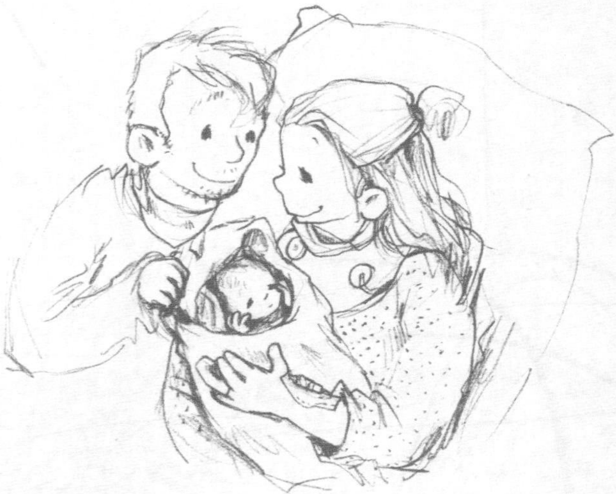

# Hicks!

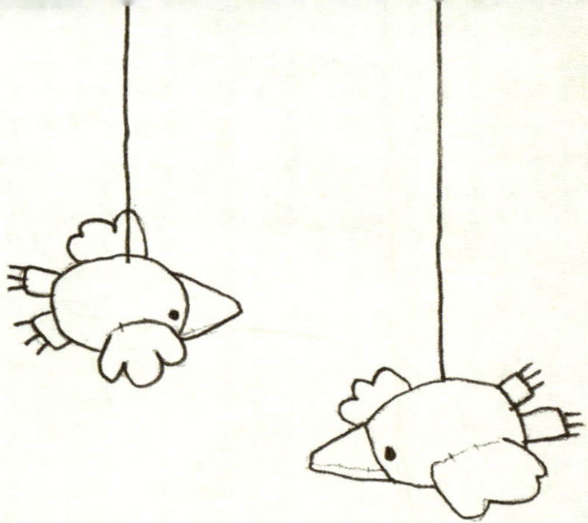

Total niedlich: Dein Baby hat schon jetzt ab und zu einen Schluckauf. In ein paar Wochen wirst du das durch die Bauchdecke hindurch spüren können, und gegen Ende der Schwangerschaft kann man das Hicksen sogar von außen als kleine Bauchhüpfer sehen.

# Wie es wohl sein wird mit dir, kleiner Schatz?

Man sagt, am Tag der Geburt wird nicht nur ein Kind, sondern auch eine andere Version von dir geboren. Und ein bisschen wird sich das auch so anfühlen. Innerhalb von Stunden wird aus dir die Mutter eines Kindes, und Mutterschaft ist nicht nur eine Aufgabe, sondern auch identitätsstiftend. Hinter dir liegt bereits eine aufregende Reise, doch vor dir liegt ein ganzes gemeinsames Leben, in dem du als Mutter so unentbehrlich, kostbar und unersetzlich bist, dass es sich wahnsinnig erfüllend, aber durchaus auch ein wenig überfordernd anfühlen kann.

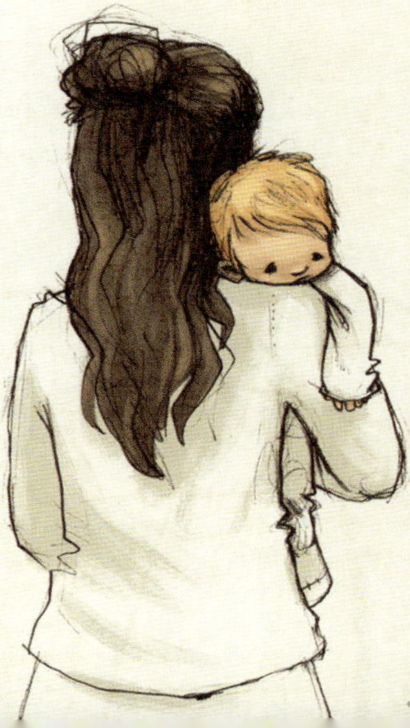

## Wann kann ich mein Baby endlich spüren?

Auch wenn dein Kleines zwischendurch eine fette Party schmeißt – du bemerkst davon noch rein gar nichts. Das liegt daran, dass die Gebärmutter selbst keine Bewegungssignale weitergibt. Das Baby muss also so kraftvoll sein, dass es das Bauchfell, das über den Organen liegt, in Bewegung setzt. Das dauert leider noch ein wenig. Die ersten Bewegungen sind vermutlich erst im Verlauf des 5. oder 6. Monats spürbar – je nachdem, wie die Plazenta liegt, die in manchen Fällen zusätzlich wie ein Stoßdämpfer wirkt.

# Dein Geburtsplan

Vielleicht hast du dir Notizen gemacht, wie du dir die Geburt des Kindes wünschst. Sieh diesen »Geburtsplan« am besten wie eine gewünschte Zugverbindung mit der Deutschen Bahn. Es ist unwahrscheinlich, dass vom Abfahrtsgleis über die Wagenreihung, die reservierten Sitzplätze, das angepriesene Angebot im Bordbistro, die Umstiege und das Ankunftsgleis alles so läuft wie geplant. Sehr wahrscheinlich wird sich im Laufe der Reise alles ein wenig ändern, und vielleicht resultiert daraus auch eine nette Erfahrung wie eine kurzweilige Reisebekanntschaft. Aber sich immer mal wieder während der Fahrt am eigentlichen Reiseplan zu orientieren und im Zweifel auch mal auf dein Fahrgastrecht zu pochen, hilft manchmal ungemein dabei, möglichst entspannt von A nach B zu kommen.

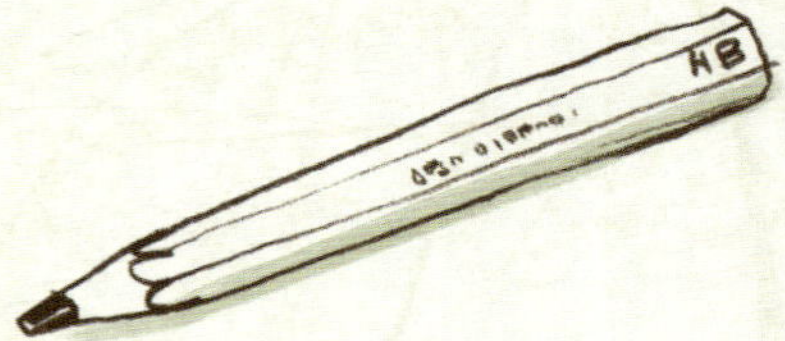

# Ich denke dauernd an dich, mein Kind ...

Wusstest du, dass Meditieren nachweislich negative Emotionen reduziert, deine kognitive Leistung erhöht und gut für zwischenmenschliche Beziehungen ist? Selbst wenn du mit Yoga, Spiritualität und Achtsamkeit rein gar nichts am Hut hast, kann das bewusste Atmen und Innehalten in der Schwangerschaft richtig guttun und deine Bindung zu deinem ungeborenen Kind stärken.

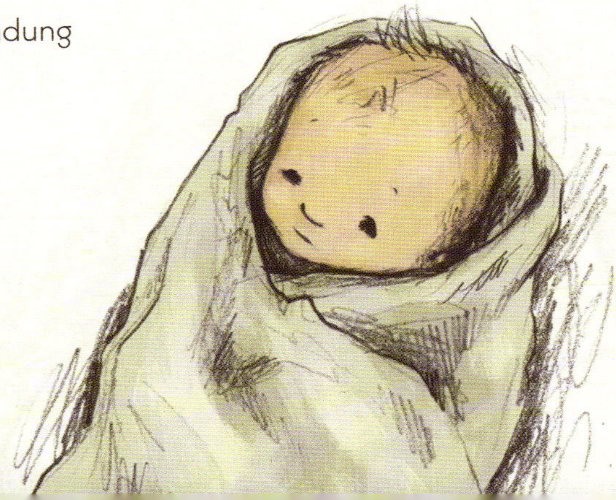

Es ruckelt,
wenn das Leben
in den nächsten Gang
schaltet.

# Die beliebtesten Vornamen …

… vor exakt 100 Jahren waren:

**Platz 1: Ursula und Hans**
**Platz 2: Gerda und Günther**
**Platz 3: Ilse und Karl**

Wisst ihr schon, wie ihr euer Kind nennen werdet?

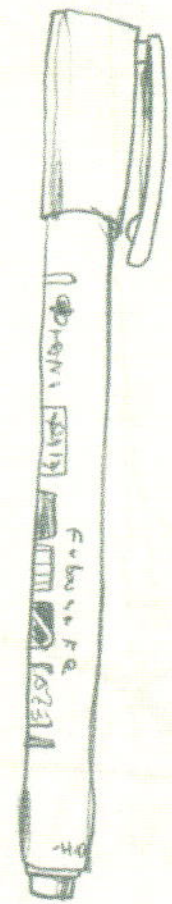

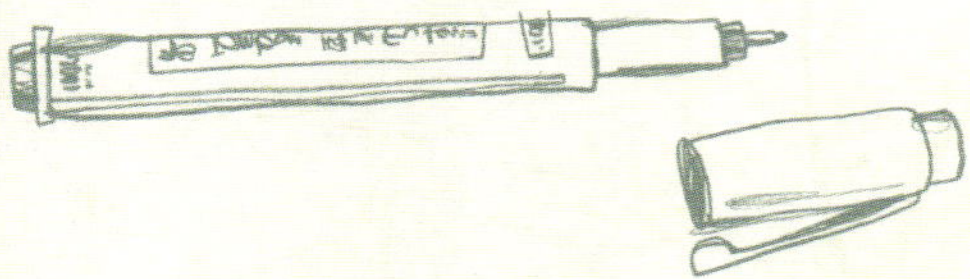

**To-do des Tages:** Noch mal die Bodys, Söckchen und Jäckchen in der Wickelkommode nachzählen. Natürlich nur, um sie in der Hand zu halten und dir vorzustellen, wie du sie bald deinem kleinen Schatz anziehst.

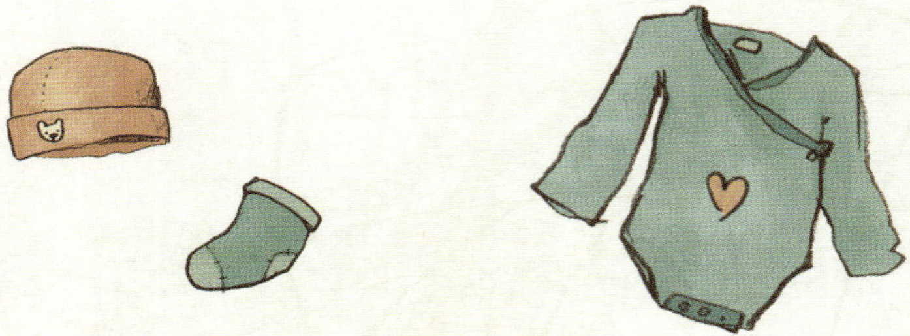

# Junge oder Mädchen?

Wenn du erst einmal schlucken musstest, als du das Geschlecht deines Kindes erfahren hast, sei nachsichtig mit dir. Dass dieser erste Moment bei dir ein Gefühl der Enttäuschung hervorruft, ist absolut menschlich. Manchmal braucht das Herz ein wenig, um eine Vorstellung loszulassen, wie etwas zu sein hat. Aber: Die Vorstellung, wie unser Bilderbuchkind sein soll, loszulassen, schenkt uns die wunderbare Möglichkeit, es mit wirklich offenem Herzen kennenlernen zu wollen, so wie es ist und wie es sein will. Dass diese höchste Form von Liebe und Offenheit manchmal ein wenig Zeit und Trauer um das braucht, was wir uns vorgestellt haben, liegt in unserer Natur.

# Kuschelhormone

Schon in der Schwangerschaft kann es passieren, dass in einem innigen Moment oder bei dem Schreien eines fremden Babys etwas Milch aus deinen Brüsten fließt. Schuld daran ist das Kuschelhormon Oxytocin, das sofort die Milchproduktion anregt, wenn es durch deinen Körper blubbert. Faszinierend, oder?

# Du kannst schon so viel, kleiner Schatz!

Es ist kaum größer als ein Apfel, aber dein Baby kann in dieser Woche bereits deine Stimme hören und rote Blutkörperchen sowie Insulin produzieren. In dieser Phase entwickeln sich vor allem die Augen des Kleinen unter den noch verschlossenen Augenlidern.

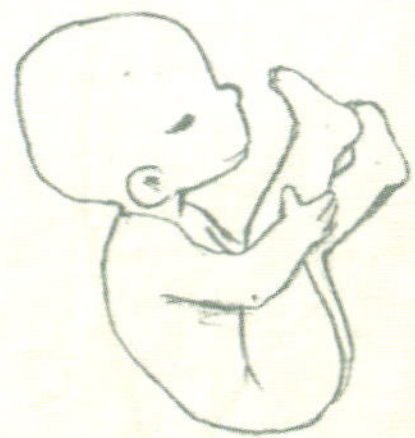

# Kleine Rebellen

Manche Babys haben auf das feste Ankern des Kopfes im Becken von Mama noch keine Lust und bleiben ganz entspannt dort, wo sie die ganze Zeit waren. Deine Ärztin oder Hebamme wird dir sagen, wie es bei deinem Kind aussieht. Falls es zu den kleinen Rebellen gehört, die etwas später ins Becken rutschen, mach dir keine Sorgen. Einige Babys kommen erst am Tag ihrer Geburt auf die Idee, ihren Kopf in Mamas Becken zu drehen.

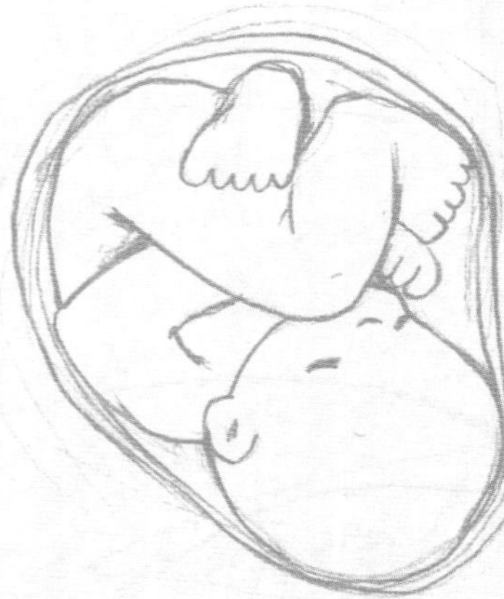

# Warum wird mein Gewicht kontrolliert?

Bei jeder regulären Vorsorgeuntersuchung in der Schwangerschaft wirst du gewogen. Denn deine Gewichtsentwicklung kann ein Parameter für Komplikationen oder für eine Mangel- bzw. Überversorgung deines Kindes sein. Du wirst hier dennoch keine Tabellen, BMI-Balken und Zunahmeempfehlungen finden. Wir wollen dir viel lieber sagen: Lass dich nicht stressen! Du bist kein medizinisches Objekt, du bist ein Mensch.
Und so sollte dich auch jeder behandeln, der dich in der Schwangerschaft begleiten darf.

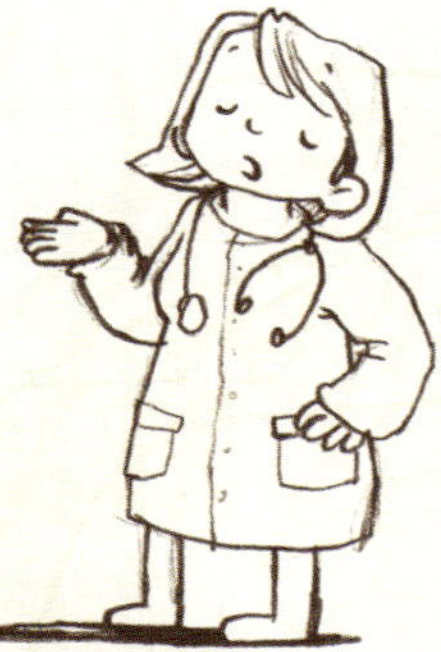

# Angst vor der Geburt? Völlig normal!

Gerade bei plötzlich auftretenden und überwältigenden Gefühlen hilft bewusstes Atmen – auch wenn das banal klingt. Meist atmen wir in Stresssituationen automatisch lange aus, um uns zu beruhigen. Doch der Effekt ist auch wissenschaftlich gut belegt.

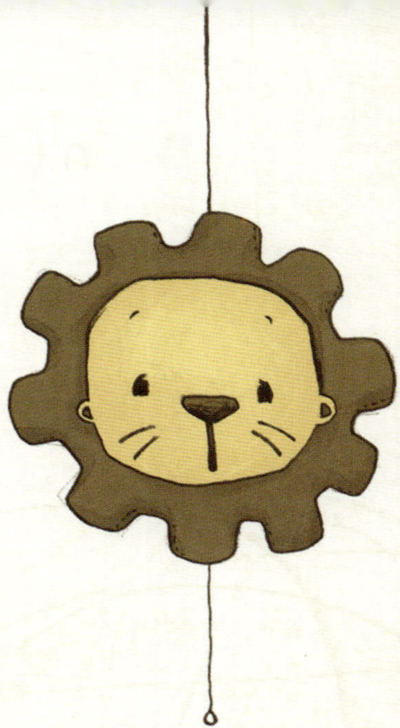

# Bleibt in (Körper-)Kontakt

Gerade wenn du am Anfang der Schwangerschaft stark mit Übelkeit zu kämpfen hattest, bist du körperlich vielleicht ein bisschen auf Abstand zum Partner oder zur Partnerin gegangen. Falls die Übelkeit vorbei ist und du dich wieder wohlfühlst mit Körperkontakt, könnt ihr wieder ein bisschen näherrücken und euch vornehmen, das auch als Eltern immer mal wieder zu tun. Die enge körperliche Verbindung zwischen Mutter und Kind kann nämlich auch nach der Geburt dazu führen, dass das Kuscheln mit dem Partner und auch Sex in den Hintergrund rücken. Doch fehlende körperliche Zuneigung kann tückisch sein für die Beziehung. Sich bewusst zu sein, dass ein inniger Kuss, eine feste Umarmung oder ein kleiner Tanz im Wohnzimmer manchmal die Antwort auf alles sein kann, ist in der Liebe nie verkehrt.

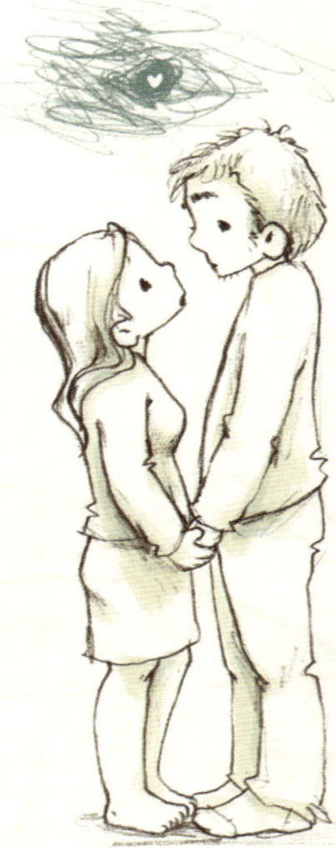

## Geschlechtsneutraler Vorname?

Auch wenn sich das Gerücht hartnäckig hält: Wenn dein Kind einen geschlechtsneutralen Namen wie Kim, Kay, Mika oder Jona bekommt, muss in Deutschland kein zweiter Vorname gewählt werden, der das Geschlecht eindeutig festlegt. Möglich ist das aber. In Deutschland sind insgesamt bis zu fünf Vornamen erlaubt.

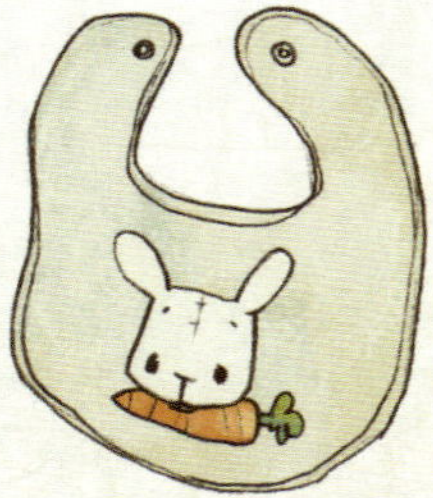

# Angespannt?

Dann versuch doch mal die Kerzen-Übung: Schließe deine Augen und stell dir vor, dass du mit all der Liebe zu deinem Kind eine innere Kerze anzündest. Konzentrier dich ganz fest darauf, dass die Kerze nicht ausgeht, indem du so ruhig atmest, dass dein Atem sie nicht auspusten kann. Deine innere Ruhe wird sich auch auf dein Baby übertragen. Es wird deinen ruhigeren Herzschlag genießen und sich mit dir gemeinsam entspannen.

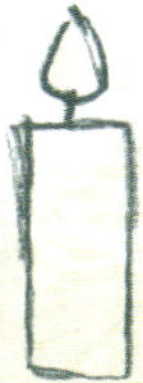

# Schlecht wird eine Beziehung ganz von allein. Damit das nicht passiert, muss man etwas tun.

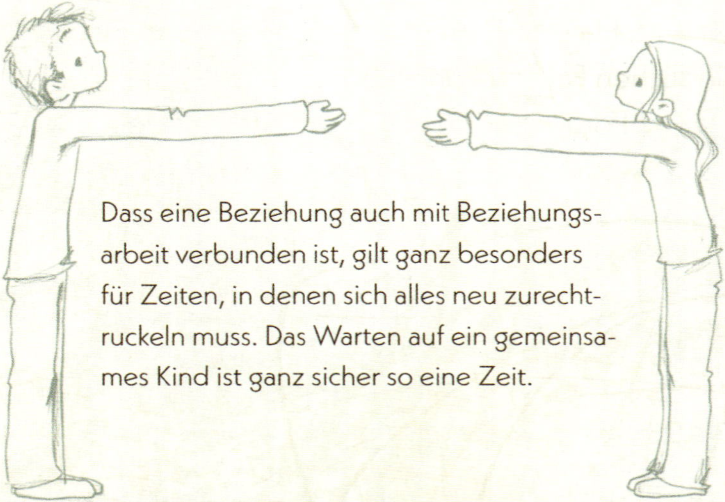

Dass eine Beziehung auch mit Beziehungsarbeit verbunden ist, gilt ganz besonders für Zeiten, in denen sich alles neu zurechtruckeln muss. Das Warten auf ein gemeinsames Kind ist ganz sicher so eine Zeit.

# Richtig lecker!

Mit Joghurt, Haferflocken und frischem Obst in möglichst vielen unterschiedlichen Farben gönnst du deinem Körper direkt am Morgen eine große Portion wichtiger Nährstoffe, die dein Baby gerade sehr gut gebrauchen kann.

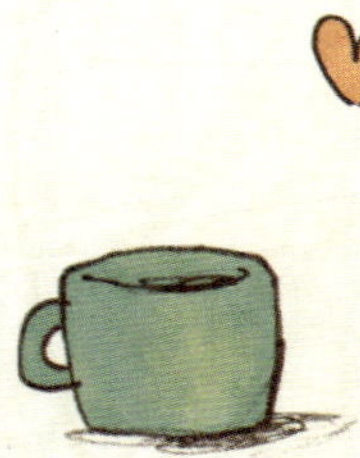

# Wer wird die Nabelschnur durchtrennen?

Besprich am besten schon im Vorhinein mit deiner Begleitung und mit der Hebamme, wer die Nabelschnur durchtrennt. Es ist möglich, dass du das übernimmst oder deine Begleitperson. Die Schnur zu durchtrennen ist allerdings nicht jedermanns Sache.
Wenn ihr das vorher geklärt habt, vermeidet ihr langes Überlegen direkt nach der Geburt.

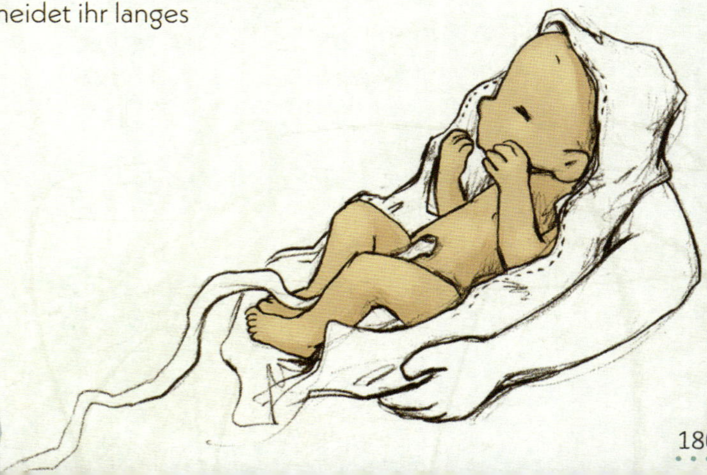

# Du bist aber groß geworden!

In der 16. Woche wächst dein Baby rasant weiter.
Jetzt ist es schon so groß wie eine Orange, allerdings nicht ganz so rund und außerdem aktuell mit einem haarigen Flaum bedeckt, der die empfindliche Haut schützt.

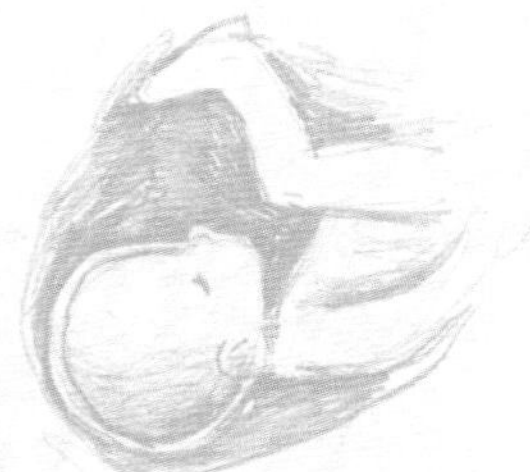

# Ein sicheres Gefühl

Wenn schon vor der Anmeldung zur Geburt klar ist, dass dein Kind mit einem Kaiserschnitt zur Welt kommen wird, bekommst du wahrscheinlich eine sehr genaue Aufklärung und wirst eventuell auch mit der Anästhesistin sprechen können. Du kannst alle Fragen loswerden und solltest offen darüber sprechen, ob und, wenn ja, welche Ängste du bezüglich der Operation hast. Das Team wird dann alles geben, um dir ein sicheres Gefühl zu vermitteln, und besonders gut auf deine Stimmung achten.

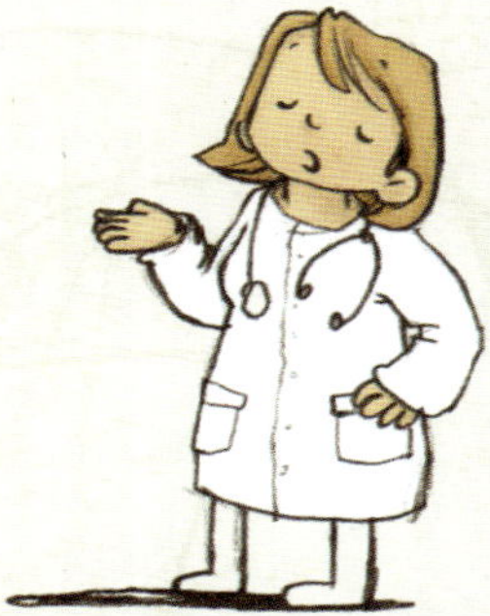

# Wichtige Entscheidungen stehen an

Wenn ihr über die Verteilung der Elternzeit nachdenkt, bezieht auch die etwas weniger naheliegenden Konsequenzen ein. Ein Beispiel: Wenn ein Elternteil sehr viel mehr Zeit mit dem Kind im Alltag verbringt, ist es gerade in den ersten Lebensjahren sehr wahrscheinlich, dass die Bindung zu dieser Person viel stärker ist. Das bedeutet aber auch: Ein Bindungsvorteil kennt kein Wochenende. Das Kind wird eher nach der Person verlangen, die ihm vertrauter ist. Das bringt im gemeinsamen Alltag oft ein großes Ungleichgewicht mit sich, wer sich wie viel kümmert und wer welche Freiheiten hat.

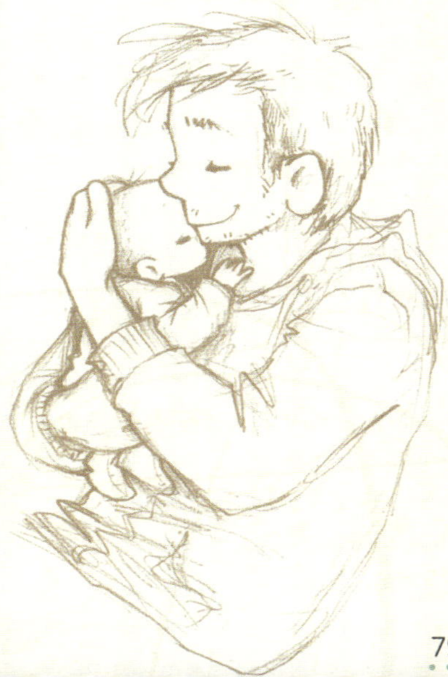

# Rückenschmerzen?

Es gibt spezielle Massagen für Schwangere, aber auch Medi-Tapes, warme Auflagen und ein stützender Schwangerschaftsgürtel können bei Rückenschmerzen wahre Wunder wirken. Sprich mit einem Arzt oder einer Ärztin, was deinen Rücken entlasten könnte.

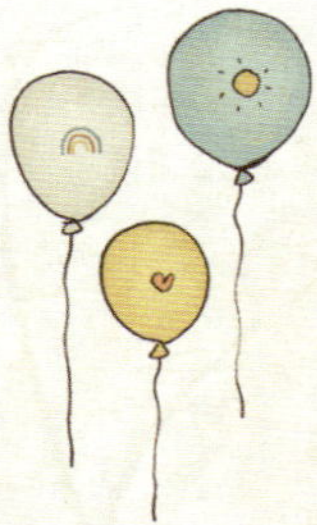

## Was dein Körper leistet

Die Gebärmutter vergrößert sich während der Schwangerschaft um mehr als das Hundertfache. Zu Beginn der Schwangerschaft wiegt sie 60–70 Gramm und ist etwa so groß wie eine Faust. Bei der Geburt deines Kindes wird sie etwa 2 Kilogramm wiegen und der größte Muskel deines Körpers sein. Natürlich nur vorübergehend.

# Vergesslich?

Falls du gerade ein bisschen vergesslich bist: Studien haben gezeigt, dass das Gehirnvolumen im letzten Trimester der Schwangerschaft leicht abnimmt. Diese Abnahme ist vorübergehend und wird vermutlich durch hormonelle Veränderungen und den Umbau des Gehirns verursacht, das sich auf die elterliche Rolle vorbereitet.

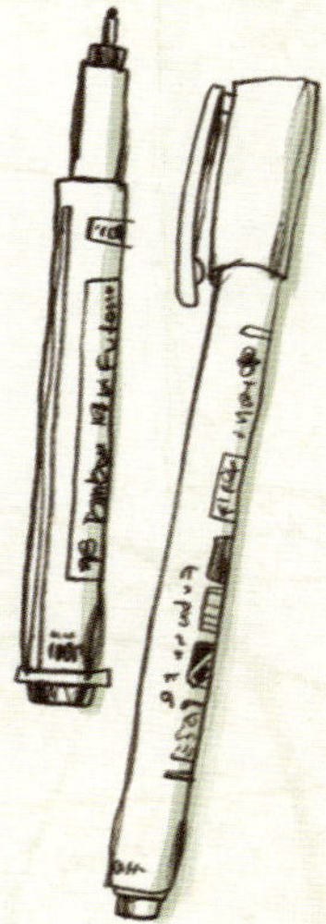

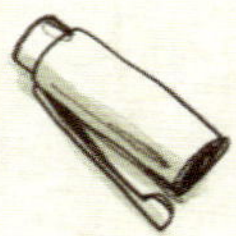

# Deine Füße tragen nun euch beide

Mit zunehmendem Gewicht und vor allem durch die Wassereinlagerungen ist es möglich, dass deine Schuhe nicht mehr so gut passen. Tatsächlich kann es sogar passieren, dass du nach der Schwangerschaft deine Lieblingsschuhe nicht mehr anziehen kannst, ohne vorne anzustoßen. Die Füße wachsen während der Schwangerschaft zwar nicht, aber die Elastizität der Bänder lässt nach, was die Füße insgesamt »länger« macht.

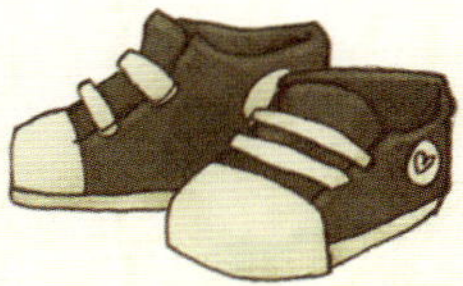

# Dein Körper übt schon mal

Im 8. Monat ab und an Wehen zu haben, ist normal. Es handelt sich dabei meist um Übungswehen, die dich wahrscheinlich schon seit der 20. Schwangerschaftswoche begleiten. Dein Bauch wird dabei hart, und das kann durchaus etwas unangenehm sein, sollte aber nicht ernsthaft wehtun. Problematisch sind die Übungswehen nicht. Ganz im Gegenteil: Dein Körper übt quasi für die Geburt, und die Gebärmutterkontraktion hat noch keine Auswirkungen auf den Muttermund.

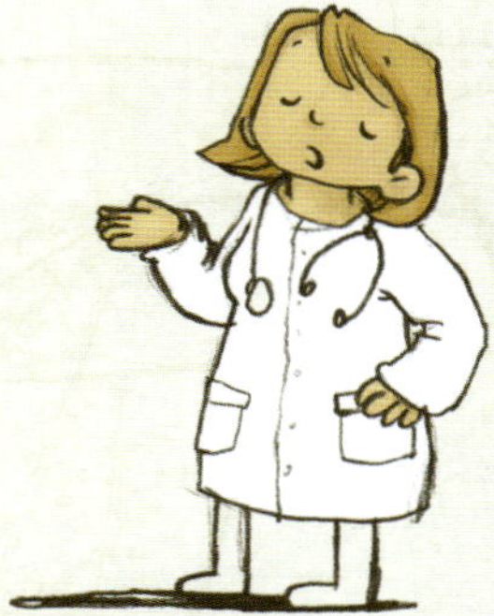

# Ein bisschen Gymnastik schadet nicht

Hebe während des Tages immer mal wieder einen Fuß an und lass ihn kreisen. Das entlastet deine Füße, trainiert den Beckenboden und verbessert deine Körperbalance. Diese Übung kannst du zwischendurch immer mal wieder machen, sie lässt sich wunderbar in den Alltag integrieren.

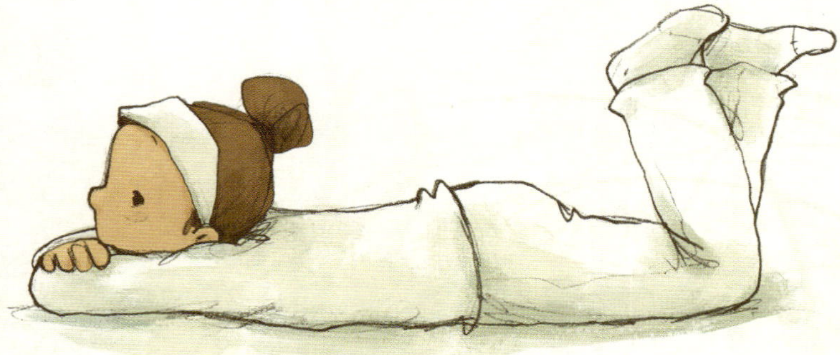

# Wann muss ich mich im Krankenhaus anmelden?

Sobald feststeht, in welchem Krankenhaus oder Geburtshaus du entbinden möchtest, kannst du einen Termin zur Geburtsanmeldung machen. Auf Krankenhauswebseiten, die manchmal leider eine unübersichtliche Navigation haben, findest du alle Informationen, wie das geht und was du zum Anmeldungstermin mitbringen solltest. Normalerweise wird die Anmeldung für die 33. oder 34. Schwangerschaftswoche empfohlen.

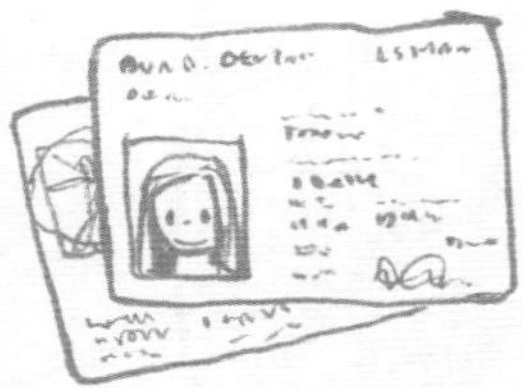

# Andauernd krank?

Es kann gut sein, dass du von einem Infekt zum nächsten stolperst, seit du schwanger bist. Das hat damit zu tun, dass dein Immunsystem in der Schwangerschaft ziemlich durcheinandergerät. Auf www.embryotox.de kannst du nachschauen, welche Medikamente unbedenklich für dein Baby sind.

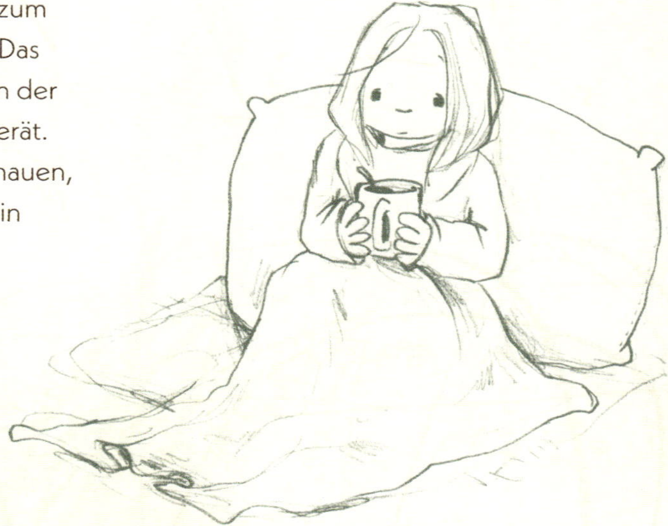

# Zum Glück keine Maus

Während deiner nun seit rund sieben Monaten bestehenden Schwangerschaft war eine durchschnittliche Mäusemama etwa viermal trächtig und hat insgesamt schon ungefähr 60 Nachkommen auf die Welt gebracht. Wow!

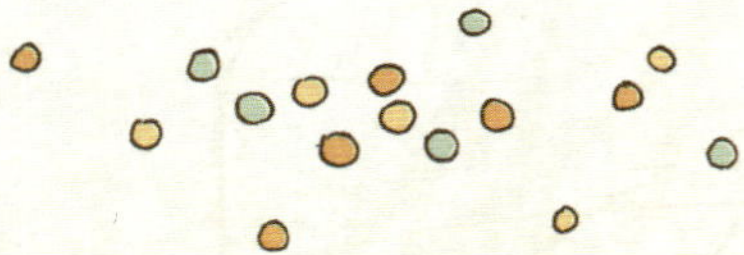

# Die erste Vormilch

Wundere dich nicht darüber, wenn deine Brustwarzen ab und an krustig belegt sind. Die ersten Tropfen Vormilch bilden sich bereits jetzt. Vormilch (auch Kolostrum genannt) ist die erste Muttermilch, die dein Körper produziert. Sie ist zäh, gelb ich und wird dein Baby in den Tagen nach der Geburt mit allen wichtigen Nährstoffen versorgen. Die durch die erste Vormilch entstehende Kruste kannst du einfach abwaschen.

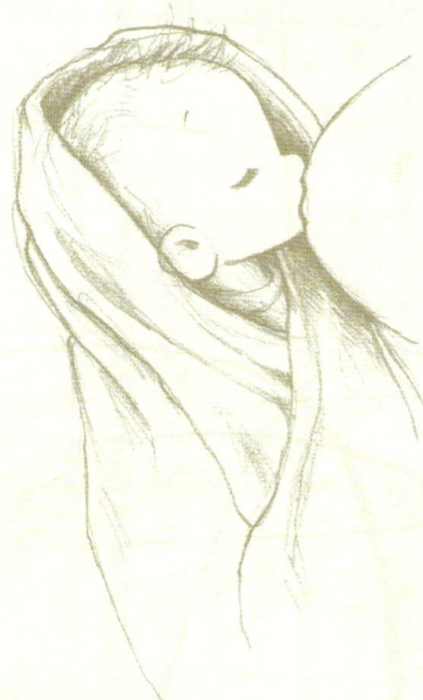

# Geteilte Freude

Während du vor einigen Wochen noch die Einzige warst, die den kleinen Menschen gespürt hat, kannst du das Erlebnis mittlerweile mit anderen Menschen teilen, wenn du das möchtest. Das macht alles viel realer, und trotzdem gibt es diese wunderbaren Momente der Mutter-Kind-Zweisamkeit, in denen nur du Kontakt zu deinem Baby hast, während die Welt sich weiterdreht und keiner merkt, dass da jemand gerade ganz deutlich Hallo gesagt hat. Mit dem Fuß an den Rippen. Autsch!

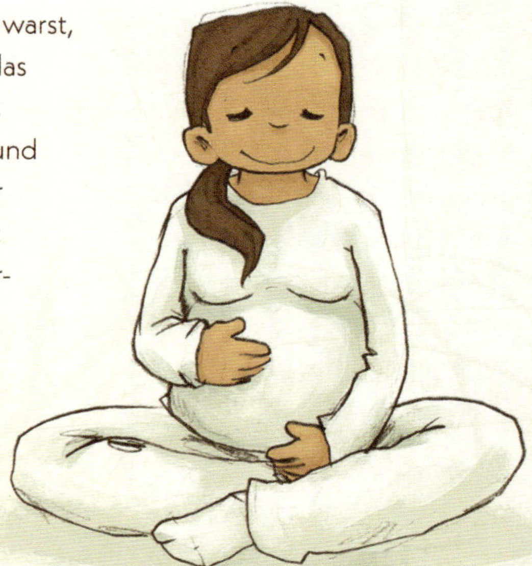

# Ganz eng verbunden

Dein Kind orientiert sich nun noch stärker an deinen Gefühlen. Aber mach dir darüber keine Sorgen, sondern sieh es lieber als Chance. Du kannst dem Baby etwas vorsingen oder summen oder mit ihm sprechen, wenn turbulente oder stressige Momente hinter euch liegen. Dein Trost und deine beruhigenden Worte kommen schon jetzt an und können nach der Geburt von deinem Kind als vertraut und entspannend wiedererkannt werden.

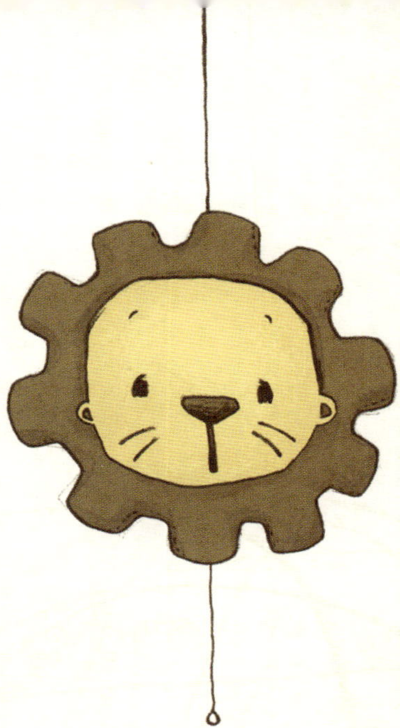

# Endspurt

Diese Dinge können dir das Leben in den nächsten Wochen erleichtern:

- ein Schuhanzieher
- Schuhe zum Reinschlüpfen
- gemütliche, weite Hosen
- ein Stillkissen oder Seitenschläferkissen
- eine Dauerkarte fürs Schwimmbad
- eine Greifzange, um Dinge aufzuheben

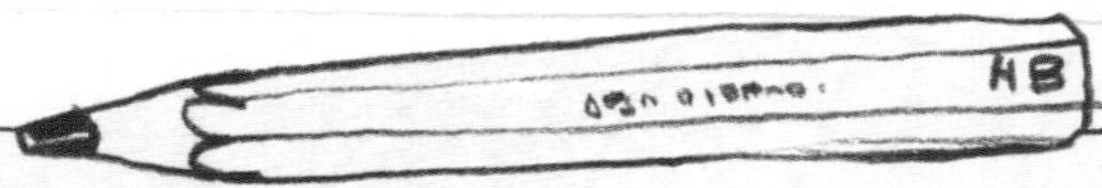

# Der 5. Monat beginnt heute

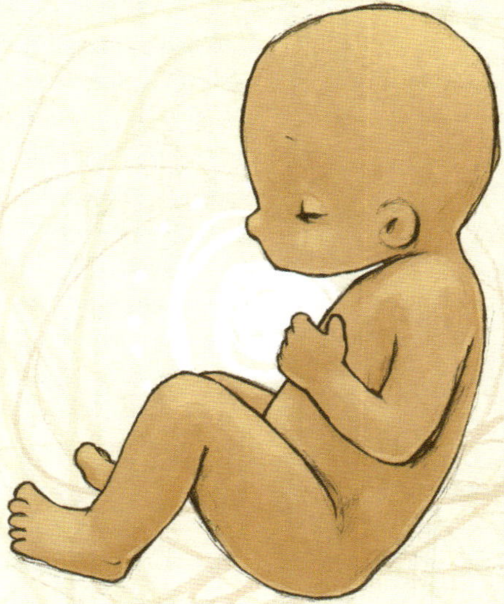

# Der 8. Schwangerschaftsmonat

**Du:** Wilde Träume, eine eingeengte Blase, sich nachts lösende Wassereinlagerungen, Sodbrennen und kleine, feste Tritte sind leider besonders nachts richtige Schlafräuber. Tagsüber wird nun auch alles etwas beschwerlicher. Dafür kannst du spätestens jetzt ganz ungeniert die minikleinen Bodys und Söckchen in den Schrank räumen und in Vorfreude schwelgen ...

**Dein Baby:** Das Baby wird langsam in die Fötusstellung gezwungen und kann nicht mehr ganz so munter rumturnen. Wenn es das doch tut, bleibt dir vielleicht ab und an die Luft weg.

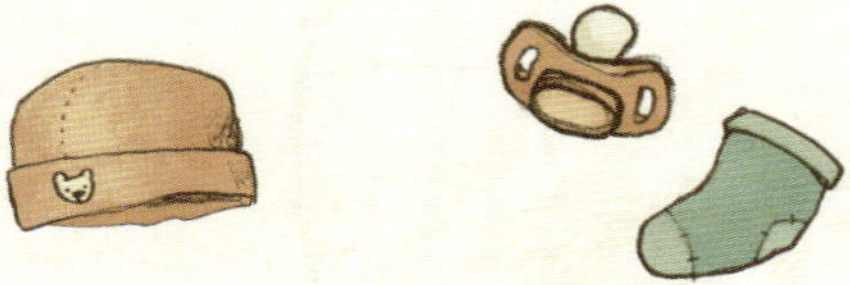

# Der 5. Schwangerschaftsmonat

**Du:** Ob du jetzt schon einen richtigen Babybauch hast oder nur an den Hosen merkst, dass es langsam etwas enger am Bund wird, ist ganz individuell. Was aber fast sicher ist: Du fühlst dich jetzt wirklich schwanger. Auf die eine oder andere Art wird dir nun immer klarer: Du bist nicht mehr allein in deinem Körper.

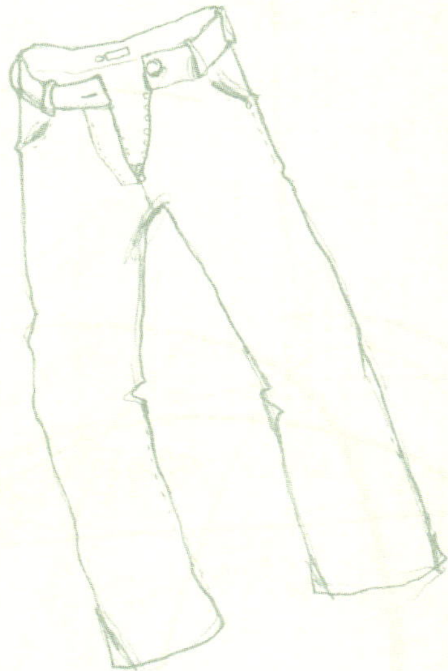

**Dein Baby:** Ganz schön aktiv, dein kleiner Schatz. In deinem Bauch werden wilde Purzelbäume geschlagen und das kleine Herz pocht mit 140 bis 160 Schlägen pro Minute ungefähr doppelt so schnell wie deins.

# Der 8. Monat beginnt heute

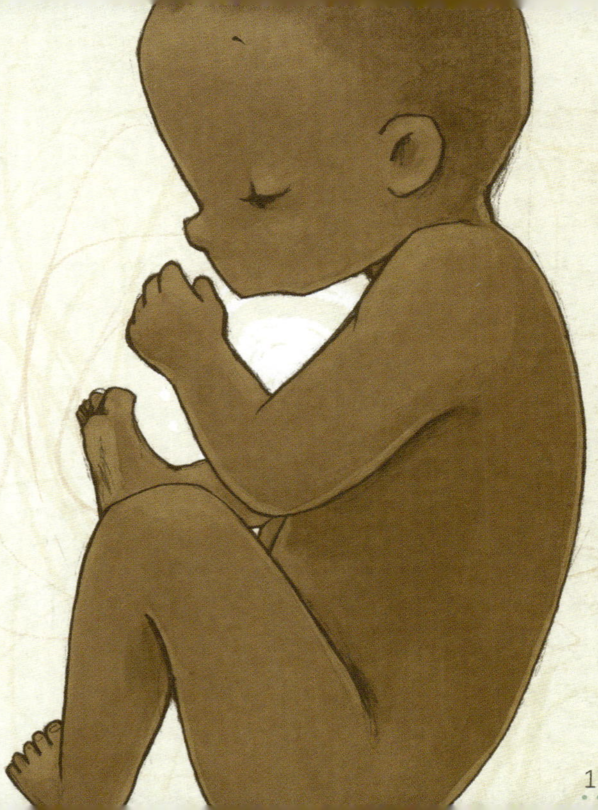

**Selfcare für heute:** Leg dir vorsorglich schon mal alles an deinem Bett zurecht, was dir dabei hilft, gut einzuschlafen oder auch mal wache Phasen zu überbrücken. Einschlaf- und Durchschlafprobleme treten in der Schwangerschaft nämlich leider immer mal wieder auf. Viel besser als ein nächtlicher Blick aufs Handy ist übrigens ein schönes Buch, denn das blaue Licht des Bildschirms macht leider eher wach als müde.

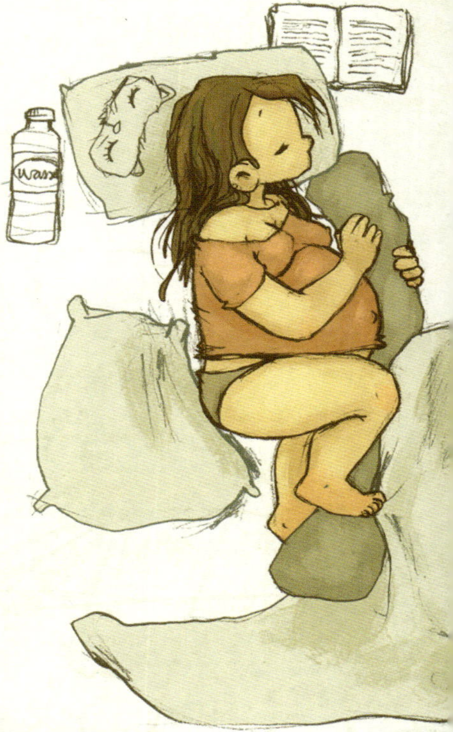

## Shopping-Tipp

Für die Größen 50–68 sind sogenannte Flügelbodys praktisch. Man kann sie dem Baby anziehen, ohne das Köpfchen durch eine schmale Öffnung zu zwängen und es gleichzeitig zu stützen. Viele Babys fühlen sich nämlich nicht wohl, wenn der Kopf irgendwo durchgeschoben wird. Davon haben sie seit der Geburt vielleicht genug ...

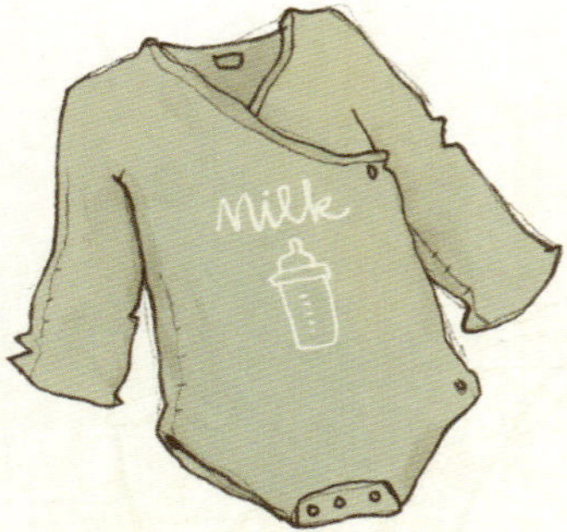

## Deine Glaubenssätze

Es lohnt sich sehr, dich während der Schwangerschaft ganz bewusst damit auseinanderzusetzen, was du über dich als Mutter und über die Rolle einer Mutter im Allgemeinen denkst. Vielleicht denkst du, dass du eine chaotische Mama wirst, weil man dir als Kind schon nachgesagt hat, dass du immer den Rahmen sprengst. Möglicherweise vertraust du aber auch sehr auf dich, weil du eine erfahrene Babysitterin bist. Nur wenn du dir deine Glaubenssätze ins Bewusstsein holst, kannst du sie genauer ansehen und dich fragen, ob sie wahr sind und ob sie dir guttun.

# Knoblauch-Gewöhnung

Wenn du jetzt viel Knoblauch isst, besteht eine große Wahrscheinlichkeit, dass auch dein Kind eine Vorliebe dafür entwickelt. Denn das Fruchtwasser nimmt den Geschmack an. Dein Baby hat aktuell noch feinere Geschmacksknospen als nach der Geburt. So kann sich dein kleiner Schatz schon jetzt an den Knoblauchgeschmack gewöhnen.

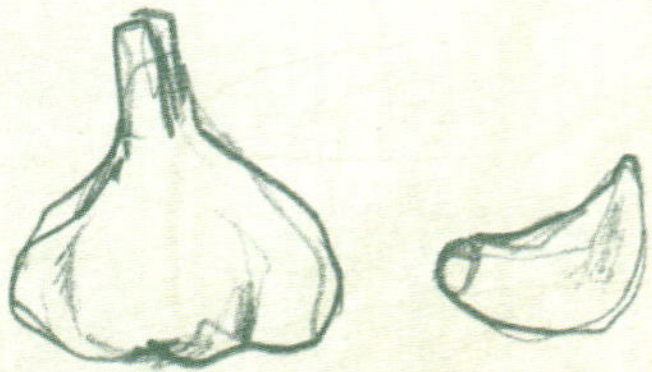

# Ganz gechillt

20 Stunden am Tag schläft dein Baby aktuell, ohne sich von irgendetwas stören zu lassen. Während der restlichen vier Stunden dreht es dann aber so richtig auf. Es benimmt sich also im Grunde fast genauso wie ein Teenie am Wochenende …

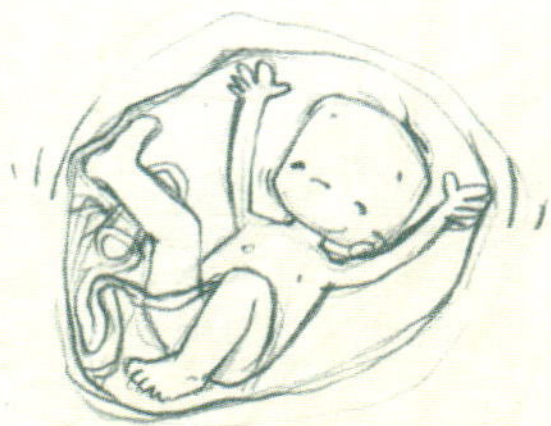

# Preisschock?

Wenn du zum ersten Mal nach Kinderwagen, Babyschalen und Babybetten schaust, pack dir einen kleinen Stressball zum Kneten ein. Denn du wirst vielleicht das Gefühl haben, dass man dir dein Jahresgehalt für die Ausstattung abknöpfen möchte. Und zwar dein Brutto-Gehalt. In Bar. Sofort.

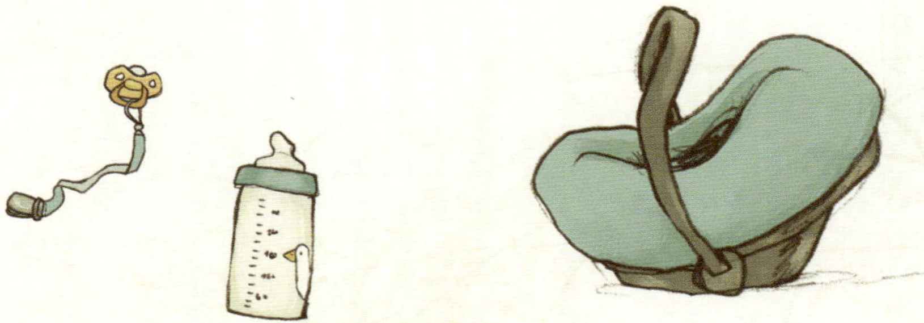

# Shopping

Wenn du jetzt Umstandsmode shoppen gehst, denk daran, dass dein Bauch noch sehr viel größer wird und dass er auch nach der Schwangerschaft nicht sofort verschwindet. Vermutlich wirst du viele Umstandsklamotten also auch noch in der Stillzeit tragen. Falls du stillen möchtest, schau am besten direkt nach Teilen, die sich vorne leicht öffnen lassen oder sehr elastisch sind, damit du es später beim Stillen leichter hast.

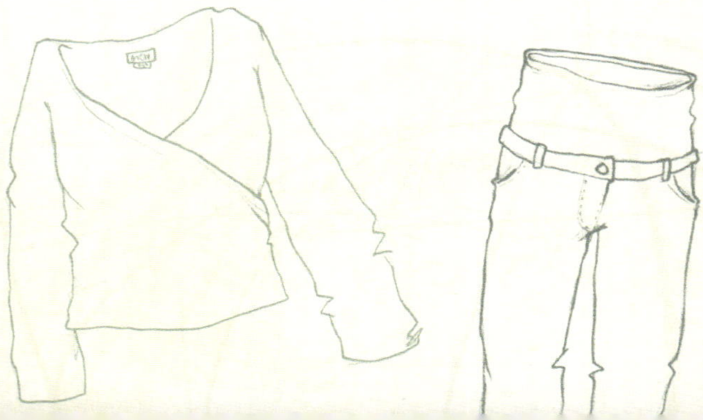

# Mantra des Tages

»Mein Körper leistet gerade Unglaubliches, und es ist mein Recht und meine Pflicht, mich auszuruhen, wenn ich erschöpft bin.«

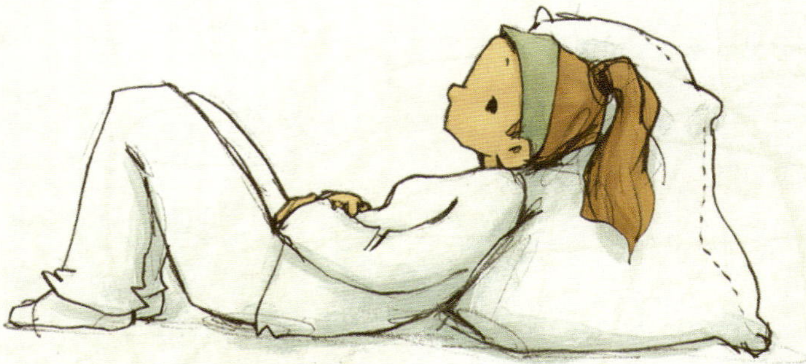

# Wollt ihr Nabelschnurblut einlagern oder spenden?

Hast du auch schon von der Möglichkeit gehört, das Nabelschnurblut einzulagern oder zu spenden? Bei der Nabelschnurblutgewinnung geht es nicht um das Blut, sondern um die Stammzellen, die darin enthalten sind. Sie werden beispielsweise für die Behandlung von Leukämie benötigt und sind bei erwachsenen Spenderinnen und Spendern nur durch ein sehr aufwendiges Verfahren zu gewinnen.
Am besten informierst du dich schon jetzt über die verschiedenen Möglichkeiten.

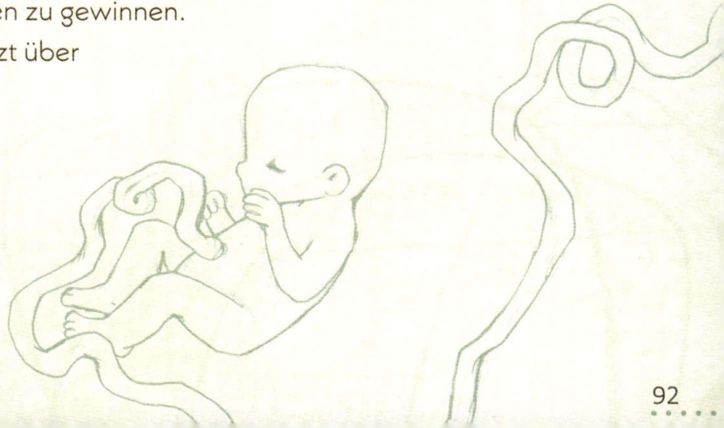

Manchmal ist die Seele
einfach überwältigt
und schwillt in Form
von Tränen über.

# Gleichberechtigt in die Elternschaft

Wenn du und dein Partner oder deine Partnerin nicht schon vor der Schwangerschaft genau besprochen habt, wie ihr euch in der Elternzeit aufteilt und wie ihr euch eure berufliche Zukunft als Eltern vorstellt, ist es jetzt allerhöchste Zeit dafür. Euch schon früh offen und ehrlich zu sagen, was ihr von euch und von dem anderen Elternpart erwartet, wie ihr euch das gemeinsame Leben vorstellt und was euch wichtig ist, macht definitiv Sinn. So habt ihr noch genug Zeit, Lösungen zu finden, wenn eure Vorstellungen auseinandergehen.

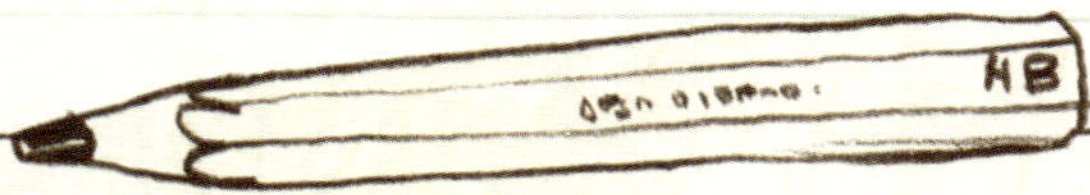

# Wenn du als Schwangere reist, ...

... gibt es einige Dinge zu beachten. Das gilt besonders für das erste und letzte Drittel der Schwangerschaft.

- Führe immer deinen Mutterpass mit und einen Zettel mit allen relevanten Informationen über dich und deine Schwangerschaft in der Sprache des Reiselandes.
- Achte darauf, dass du im Zielland krankenversichert bist und dass eine gute medizinische Versorgung gewährleistet ist.
- Flüge buchst du am besten nur für das zweite Drittel der Schwangerschaft. Ab der 37. Schwangerschaftswoche nehmen dich die meisten Airlines nicht mehr mit. Bei Fernreisen, zum Beispiel in die USA, werden Behörden während der Schwangerschaft bei der Einreise streng sein, um »Geburtstourismus« zu vermeiden.

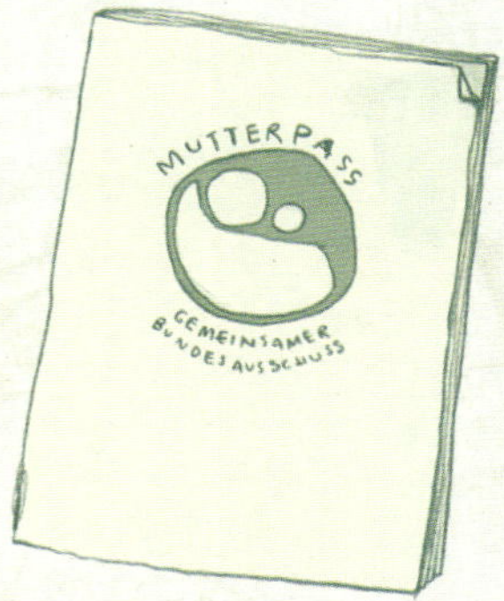

# Fragen nach dem Geschlecht?

Auch wenn wir noch so weltoffen sind – ob wir einen Menschen männlich oder weiblich lesen, macht unbewusst einen großen Unterschied für uns. In Studien wurde das Verhalten von Erwachsenen gegenüber einem drei Monate alten Säugling beobachtet, der ihnen als Junge oder als Mädchen oder ohne Information über das Geschlecht vorgestellt wurde. Die Erwachsenen wählten dabei zum Beispiel unterschiedliches Spielzeug für das Baby aus, je nachdem, welches Geschlecht es ihrer Meinung nach hatte.

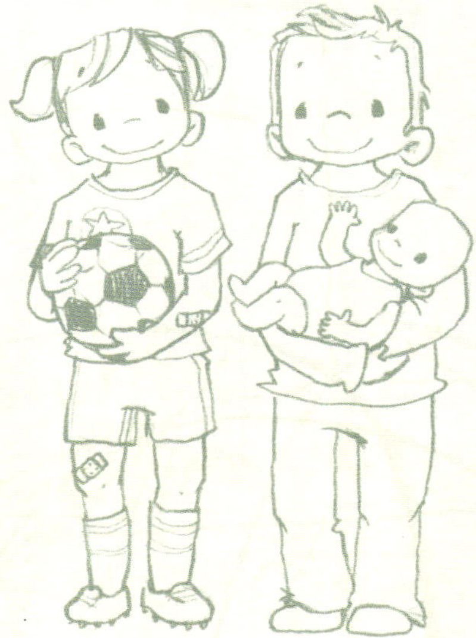

# Was ist eure Corporate Identity als Familie?

Macht euch gemeinsam Gedanken, was euch als Paar und bald als kleine Familie ausmacht. Wer seid ihr gemeinsam? Was ist eure gemeinsame Zukunftsversion? Was macht euch speziell? Solange Paare im Gestalten der Beziehung bleiben, verheddern sie sich nicht allzu sehr in den Problemen des »Daily Business«.

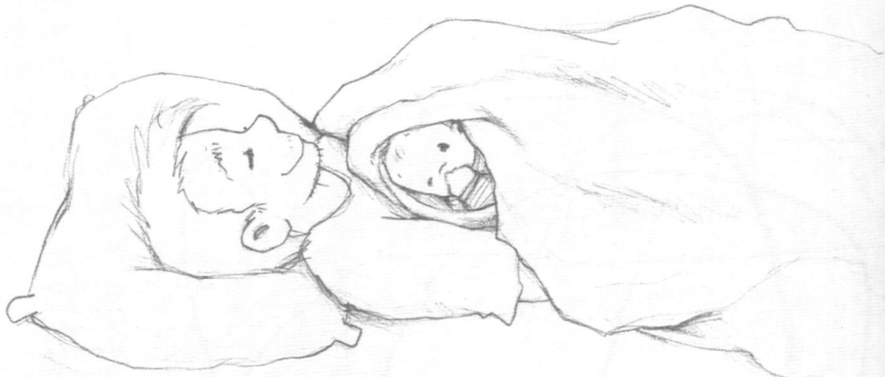

# Bist du das, Baby?

Je größer das Baby und je dünner die Gebärmutterwand aufgrund der Dehnung wird, desto größer ist die Wahrscheinlichkeit, dass du merkst, wenn es im Bauch Rambazamba gibt. Wann genau es so weit ist, hängt wie fast bei allen Dingen von verschiedenen Faktoren ab, zum Beispiel von der Lage der Plazenta, deiner Statur, der Aktivität deines Babys und ob es dein erstes Kind ist. Die ersten spürbaren Bewegungen fühlen sich an wie ein leises Blubbern oder Schmetterlingsflattern.

# Das erste eigene Zimmer zum nullten Geburtstag?

Wenn dir oder euch das wichtig ist, kann das zwar eine tolle Sache sein, aber nötig ist es nicht. Hebammen und Ärzte empfehlen ohnehin, dass das Kind in den ersten sechs bis zwölf Monaten zwar im eigenen Bett, aber im selben Zimmer wie mindestens ein Elternteil schläft. Auch die Wickelkommode kann überall dort aufgebaut werden, wo es euch praktisch erscheint. Und spielen ohne Eltern im eigenen Zimmer ist im ersten Lebensjahr ohnehin noch gar kein Thema.

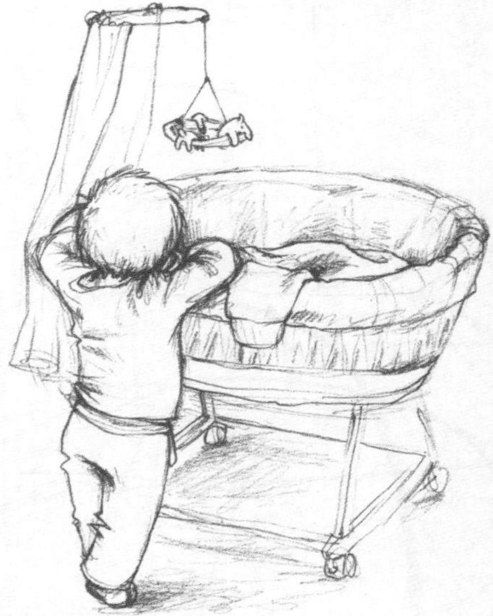

# Vom Sonnenblumenkern bis zur Melone

Dein Baby ist jetzt ungefähr so groß wie eine durchschnittliche Paprika ...
Warum um alles in der Welt die Babygröße immer anhand von Obst
und Gemüse beschrieben wird? Wir haben nicht den blassesten Schimmer.
Aber wir machen gerne mit.

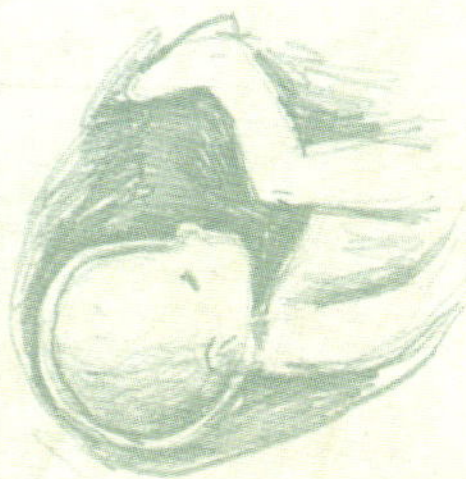

# Frag deine Eltern, ...

... deine Großeltern oder auch Freunde im Ausland, wie sie Schwangerschaft sehen und begleitet haben. Das hat sich nämlich nicht nur über die Zeit hinweg sehr verändert, sondern ist auch regional oder in anderen Kulturen ganz verschieden. Es ist spannend, sich das mal anzuhören.

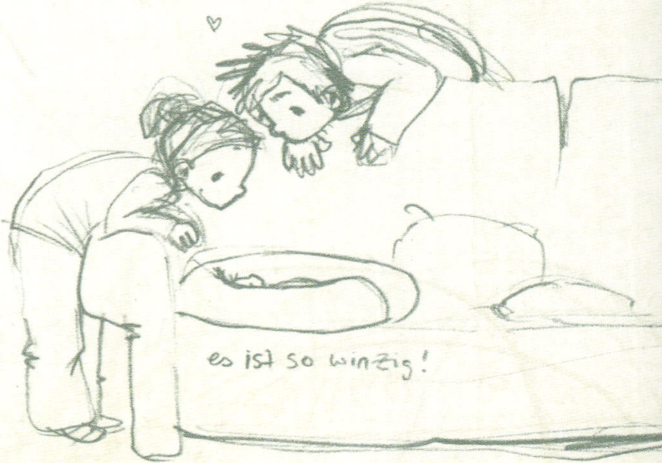

# Apropos Melone …

So groß wie eine kleine Melone ist jetzt zumindest schon mal deine Gebärmutter. Wahrscheinlich spürst du deshalb ab und an ein Ziehen der Mutterbänder. Die Mutterbänder sind Sehnen, die die Gebärmutter am Becken festhalten. Sie werden stark gedehnt, wenn die Gebärmutter wächst.

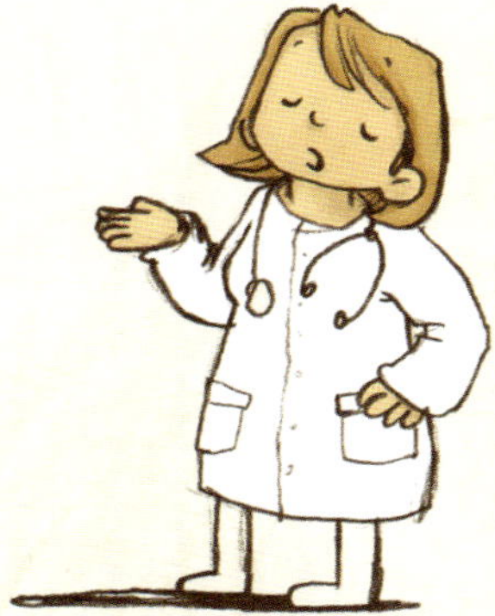

# Kleine Meditation mit deinem Baby

Selbst wenn du mit Meditation nichts am Hut hast, kann das bewusste Atmen und Innehalten in der Schwangerschaft guttun und deine Bindung zu deinem ungeborenen Kind stärken. Um den Fokus aufs Innere zu üben, kannst du eine mentale Telefonleitung installieren und gedanklich mit deinem Schatz reden.

- Was würdest du ihm sagen wollen?
- Wer ist dieser kleine Mensch für dich, der bald euer ganzes Leben und etwas später auch eure Bude auf den Kopf stellen wird?
- Bist du neugierig, welches Gefühl in dir aufkommen wird, wenn du dein Kind zum ersten Mal siehst?
- Fühlst du schon jetzt so etwas wie Liebe?

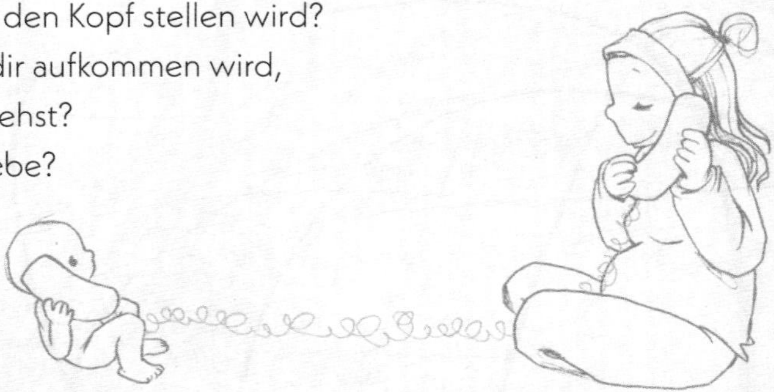

# Sex in der Schwangerschaft?

Wenn dir und euch danach ist, kannst du während jeder Phase der Schwangerschaft Sex haben. Vielleicht macht dir der Gedanke Sorgen, dass sich beim Orgasmus deine Gebärmutter zusammenzieht und dem Kind schaden könnte. Doch die durch einen Orgasmus ausgelöste Kontraktion ist nicht zu vergleichen mit geburtsfördernden Wehen und löst diese auch nicht einfach aus – zumindest nicht, wenn dein Baby und dein Körper nicht bereit für die Geburt sind. Je nach Phase der Schwangerschaft bekommt das Kind allerhöchstens eine kurze Ganzkörpermassage mit – gut gepuffert durch Fruchtwasser und Fruchtblase.

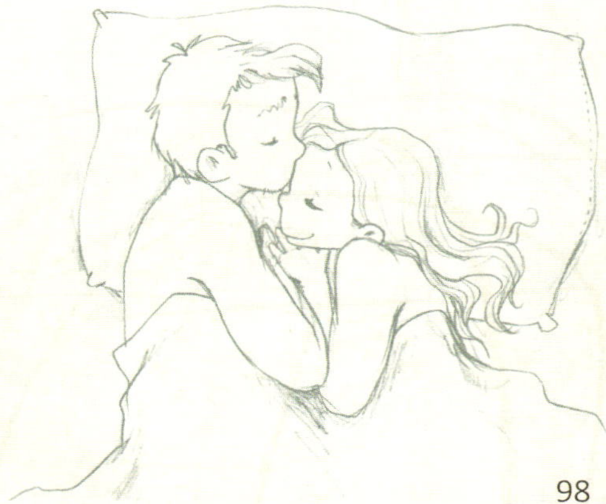

**Selfcare für heute:** Gönn dir Mutterschutz light. Noch bist du nicht offiziell im Mutterschutz, aber je nach Job können sich Arbeitstage oder auch freie Tage mittlerweile sehr lang anfühlen. Du hast als werdende Mutter auch jetzt schon das Recht, dich auszuruhen, wenn du das brauchst. Dein Arbeitgeber muss dir dafür sogar einen geeigneten Platz zur Verfügung stellen.

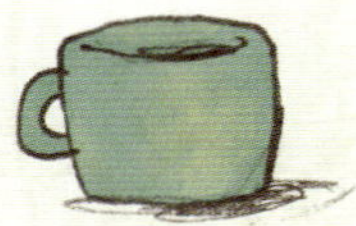

## Vorsicht bei der Namenswahl

Eltern dürfen ihrem Kind in Deutschland nicht jeden beliebigen Namen geben. Einige Namen lehnt das Standesamt ab. Du kannst dein Kind zum Beispiel weder FC Bayern noch Pumuckl, Lord, Superman, Hummer oder Nelkenheini nennen. Nur falls du sowas in der Art geplant hattest …

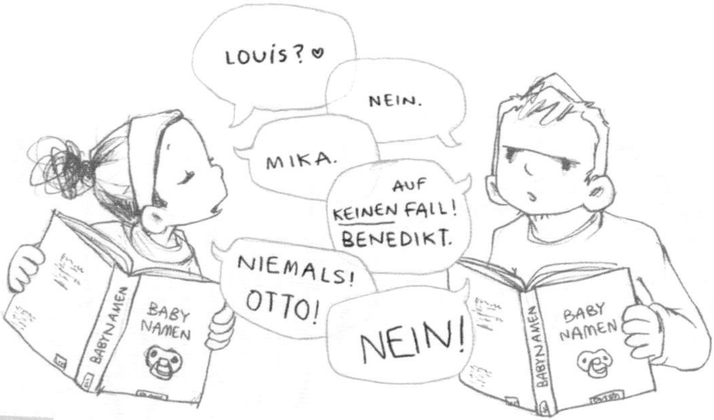
LOUIS? ♡
NEIN.
MIKA.
AUF KEINEN FALL! BENEDIKT.
NIEMALS! OTTO!
NEIN!
BABY NAMEN
BABYNAMEN
BABY NAMEN
BABYNAMEN

# Fast fertig

Dein Baby ist schon etwa 37 Zentimeter groß und wiegt etwa 1 Kilogramm. In diesem Monat öffnet es seine Augen, die in den letzten Monaten fest verschlossen waren. Im Grunde ist fast alles fertig, dein Baby muss jetzt vor allem wachsen, wachsen, wachsen.

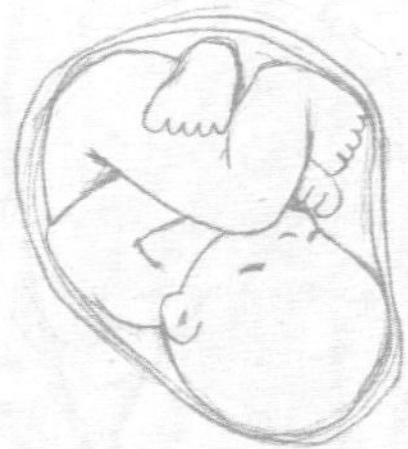

# Du bist besser als Dior, Shiseido und Biotherm

Jede Kosmetikfirma ist neidisch auf die Rezeptur der Creme, die du deinem Kind zur Verfügung stellst. Auch wenn »Käseschmiere« nicht gerade lecker klingt, ist der fettig-talgige Film, der die Haut deines Babys vor dem Fruchtwasser schützt, richtig wertvoll. Seit Jahrzehnten erforscht die Kosmetikindustrie die Substanz, um die Formel zu kopieren.

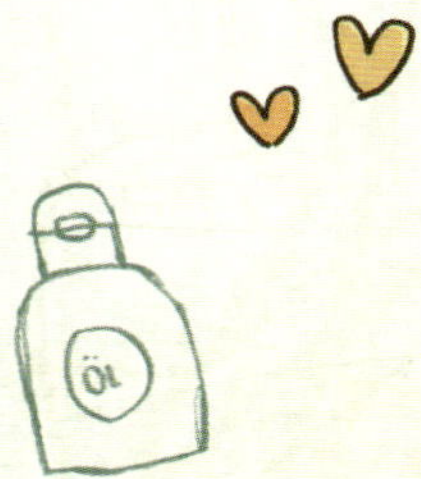

# Höchstleistung

Während deiner Schwangerschaft steigt dein Blutvolumen um 50 Prozent an. Dein Herz leistet also Höchstarbeit, weil es einen 50-Prozent-Job zusätzlich erledigt. Sei also gnädig mit dir, wenn du etwas schneller aus der Puste gerätst als sonst.

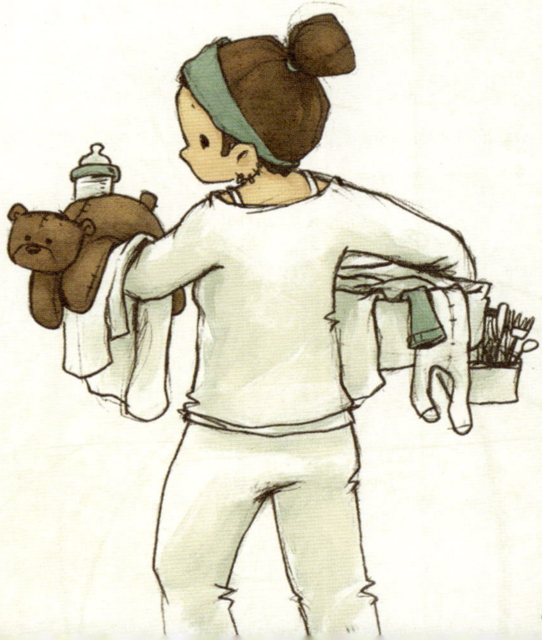

# Kinderwagen, Hochstuhl und Babyschale

Wenn es um die Ausstattung deines Babys geht, kennen Verkaufsprofis im Babymarkt keine Grenzen. Sie wissen, dass Eltern alles richtig machen und schon gar nicht an der Sicherheit ihres Kindes sparen wollen. Bevor ihr also loszieht, um euch Autositze, Kinderwagen und ein Babyphon anzusehen, informiert euch besser vorab. Profitipp: Lasst die EC-Karte beim ersten Besuch im Babymarkt zu Hause. Das schützt vor Impulskäufen, die bei Kinderausstattung schnell ausufern können.

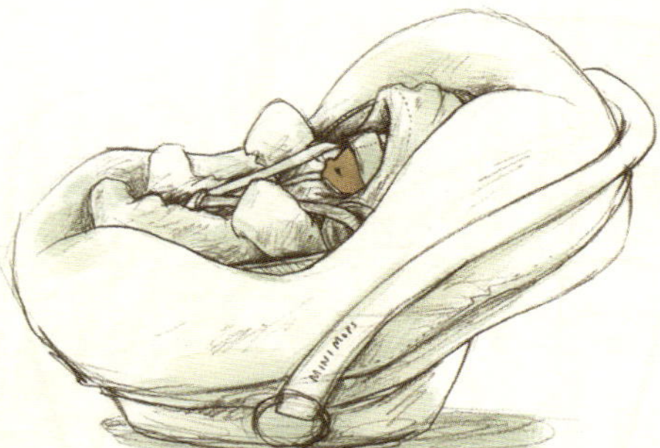

# Wer wird dich zur Geburt begleiten?

Wer auch immer bei dir sein wird: Deine Begleitung wird Zeuge werden, wie du einen Menschen zur Welt bringst. Sie wird aber auch Zeuge einer schmerzhaften Grenzerfahrung, in der du so verletzlich bist wie nie zuvor. In diesen besonderen Stunden bei dir sein zu dürfen, sollte nicht eingefordert werden. Es ist ein riesiges Geschenk, das du niemandem schuldig bist.

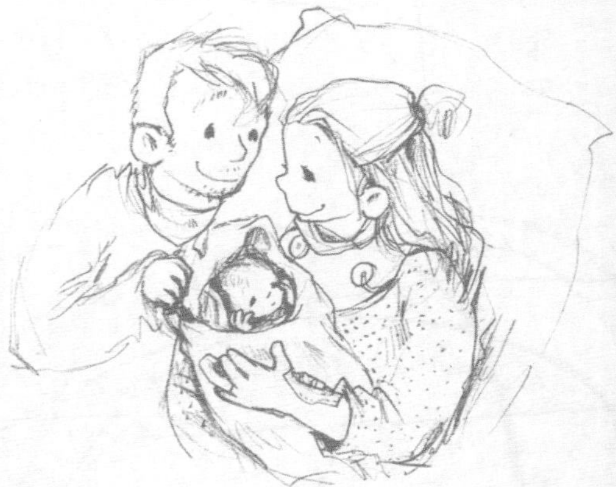

# Welche Klinik soll's denn sein?

Weißt du schon, wo du dein Kind bekommen möchtest? Viele Krankenhäuser mit einer Entbindungsstation bieten Infoabende oder andere Informationsveranstaltungen an, bei denen ihr das Krankenhaus besser kennenlernen und Personen aus dem Team Fragen stellen könnt. Seit Corona ist dies meist nicht nur in Präsenz, sondern auch online möglich. Wenn du es einrichten kannst, ist es jedoch absolut empfehlenswert, vor Ort zu sein. Meist wird auch eine Führung durch die Kreißsäle angeboten, sofern sie nicht gerade belegt sind.

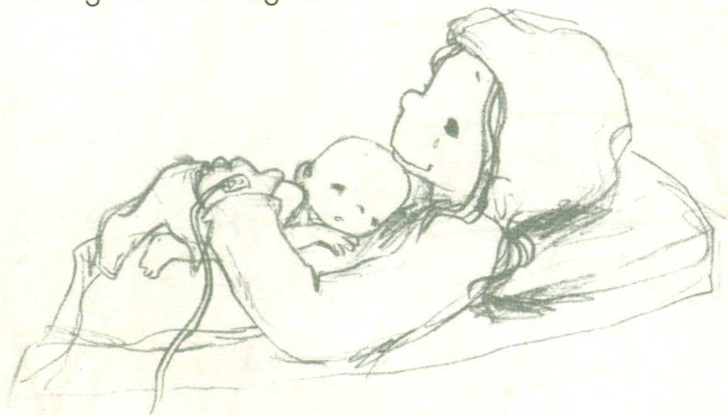

# Steine im Bauch?

Dein Magen wird schon ganz schön nach oben gedrückt, die Blase nach unten, und es bleibt immer weniger Platz für deine Organe im Bauch. Kein Wunder: Deine eigentlich nur etwa 50–60 Gramm schwere Gebärmutter wiegt mittlerweile ein halbes Kilo und wird pro Minute mit einem halben Liter Blut versorgt.

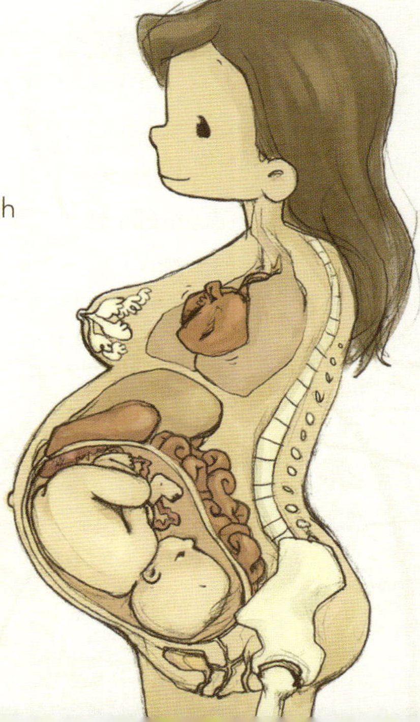

# Ungefragte Ratschläge

Wo ein Babybauch wächst, sind (semi-)gute Ratschläge, (pseudo-)weise Sprüche und vielsagende Blicke nicht weit. Das kann manchmal wirklich nerven. Spann dir am besten einen dicken Hat-nix-mit-mir-zu-tun-Filter vors Herz und lass dich nicht stören Wir sind alle nur Menschen, die verstanden, gehört und gesehen werden wollen. Wenn nötig, auch mal in Form von ungefragten Ratschlägen.

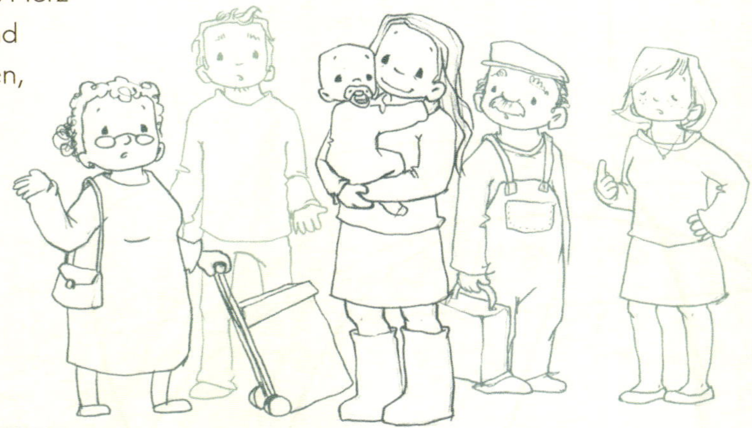

# Noch genau 100 Tage bis zum Geburtstermin deines Babys

Es wird aber vermutlich etwas vor oder nach dem Termin kommen. Die wenigsten Babys passen gut auf, wenn der Arzt oder die Ärztin den Geburtstermin nennt …

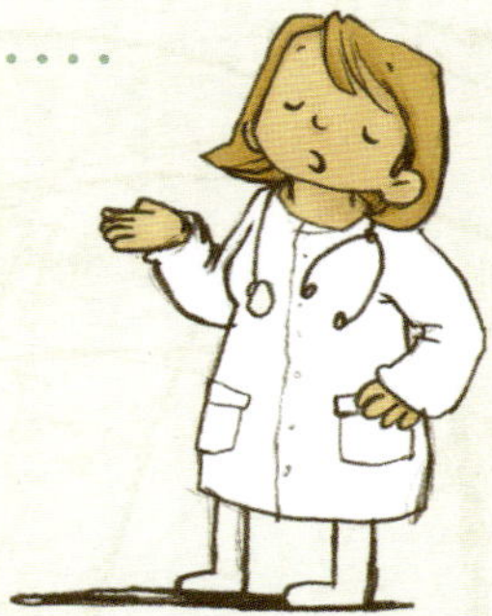

**Selfcare für heute:** Kümmere dich um dich und deinen Körper, ganz in Ruhe. Vielleicht hat dein Partner oder deine Partnerin Lust, dich sanft zu massieren. Du kannst dir aber auch selbst etwas Gutes tun, indem du dir viel Zeit bei der Körperpflege lässt und ganz bewusst all das tust, was dir hilft, dich ganz und gar wohlzufühlen in deiner Haut.

# Schlafen, bücken, sitzen – alles wird anstrengender

Es ist erst der 7. Monat, und dein Baby hat vermutlich gerade mal einen Bruchteil seines Geburtsgewichts erreicht, trotzdem kann schlafen, bücken, sitzen und aufstehen dir körperlich schon zu schaffen machen. Plane schon jetzt für alles etwas mehr Zeit ein.

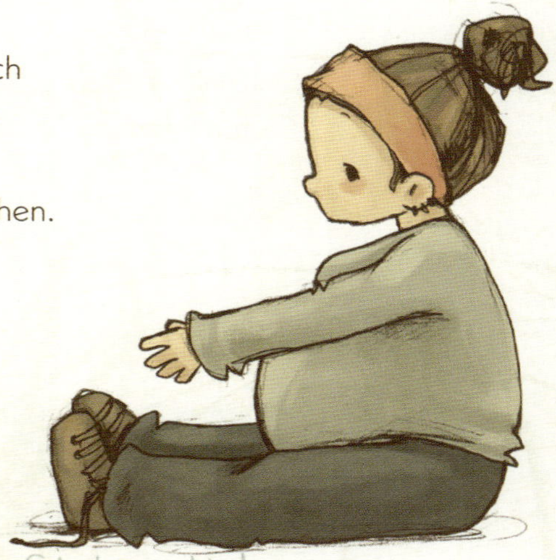

Schuhe zubinden: vergiss es.

# Verstopfte Nase?

Rund ein Viertel aller Schwangeren leidet unter geschwollenen Nasenschleimhäuten. Gratis zum schwierigen Atmen bekommst du Schnarchgeräusche, unruhigen Schlaf und Konzentrationsprobleme hinzu. Salzhaltiges Nasenspray mit Dexpanthenol kann helfen, die Nasenschleimhäute zu befeuchten und lästiger Krustenbildung vorzubeugen.

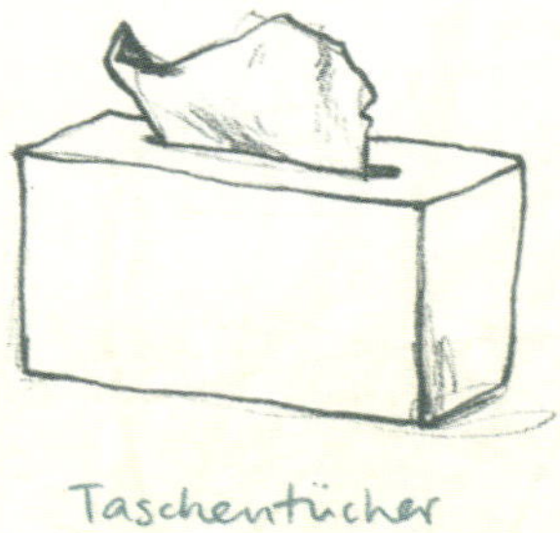

# Beziehungscheck

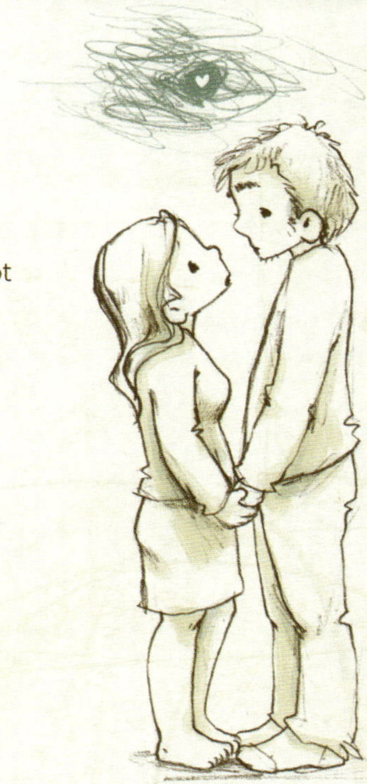

Was macht die Schwangerschaft mit euch beiden? Seid ihr auch in dieser Zeit so innig verbunden, wie ihr es gewohnt wart? Habt ihr vielleicht sogar eine ganz neue Verbundenheit gefunden? Oder fühlt ihr euch manchmal ein wenig einsam in dieser neuen Situation? Macht es euch vielleicht sogar Angst, wenn ihr befreundete oder verwandte Paare seht, die bereits Eltern sind? All das ist völlig normal und verständlich. Sich darüber auszutauschen, kann helfen, Missverständnisse zu vermeiden.

# Heute mal kein Obst, ...

... sondern eine Backzutat, um das Gewicht zu illustrieren. Denn dein Kind wiegt jetzt etwa so viel wie ein Päckchen Butter. Vielleicht ein guter Anlass, dir mal ein schönes Stück Kuchen zu gönnen oder ein Butterbot mit deiner Lieblingsmarmelade – sofern keine medizinischen Gründe dagegensprechen.

## Noch unsicher mit dem Namen?

Macht euch nicht zu viele Gedanken über den Namen eures Kindes. Wenn ein Name schön ist, ist er schön. Es gibt immer Gründe, die gegen einen Namen sprechen, und vielleicht gibt es auch später Gründe, die du heute noch gar nicht absehen kannst. Wer seine Zwillinge 2012 Anna und Elsa nannte, konnte nicht ahnen, dass das ein Jahr später nach dem Erscheinen des Films »Die Eiskönigin« für Lacher sorgen würde. Und auch die Gretas dieser Welt werden erst seit 2018 auf ihr Engagement im Klimaschutz angesprochen.

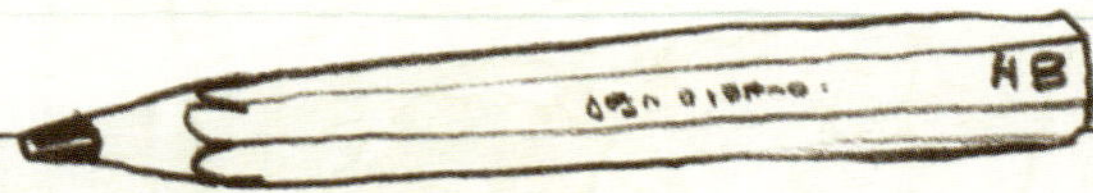

# Schon die 20. Schwangerschaftswoche ...

Verrückt, oder? Ging die Zeit schnell vorbei? Falls nicht, sei dir sicher, dass der Rest der Schwangerschaft nur so dahinfliegt. Zumindest bis zu dem Zeitpunkt, an dem du auf die Wehen wartest.

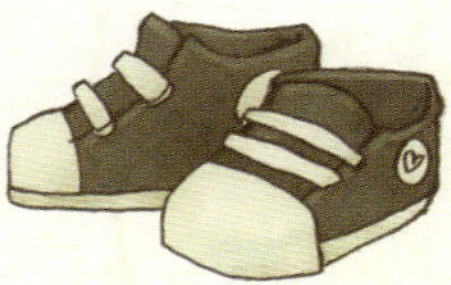

# Babykleidung shoppen

Natürlich wirst du erst einmal Babykleidung in Größe 50 oder 56 brauchen. Allerdings legen Babys in den ersten Lebenswochen schnell an Gewicht und Größe zu. Schnell braucht dein Kleines dann Größe 62 oder 68. Die erste Kleidergröße, die den meisten Kindern lange passt, ist 74. Für kleinere Größen viel Geld auszugeben, kann also frustrierend sein, weil die Teile manchmal nach nur wenigen Wochen schon wieder zu klein sind. Du kannst diesen Fakt aber nutzen, denn anderen Eltern geht es genauso. Daher findet man auf dem Gebrauchtmarkt sehr viele gut erhaltene Kleidungsstücke in den ersten Größen, die selten oder sogar nie getragen wurden.

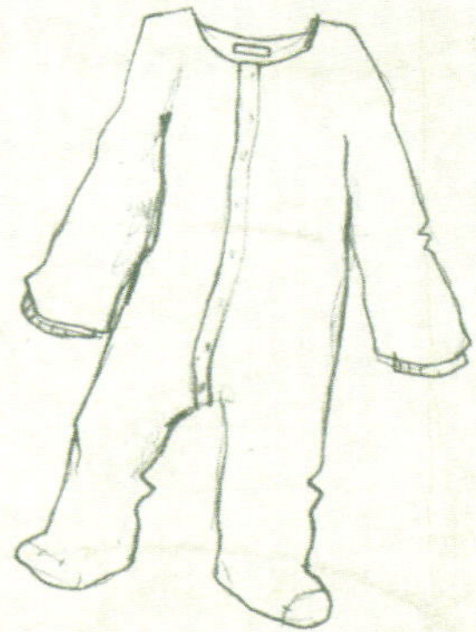

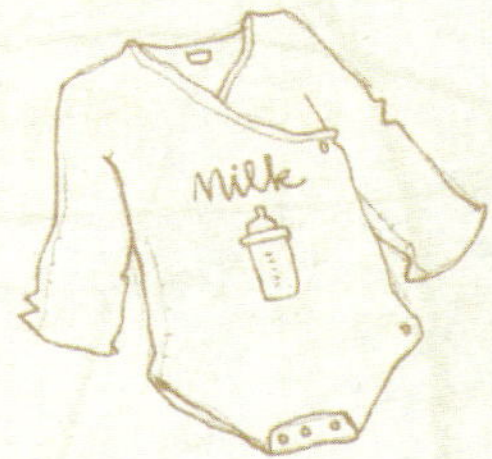

# Noch kannst du deine Füße mit den Händen berühren …

Feiere das mit einer kleinen Fußpflege. Falls du gerne Nagellack trägst, verwende am besten einen »10-Free-Nagellack« und trage ihn selbst auf, während du den Raum gut lüftest. Diese Nagellacke sind frei von Stoffen, die schädlich sein könnten.

# Wenn du ein Mädchen bekommst, ...

... hat dieses Mädchen schon jetzt alle Eizellen gebildet, die es in seinem Leben für all die Eisprünge bis zu den Wechseljahren braucht. Ja, die Natur denkt weiter als wir.

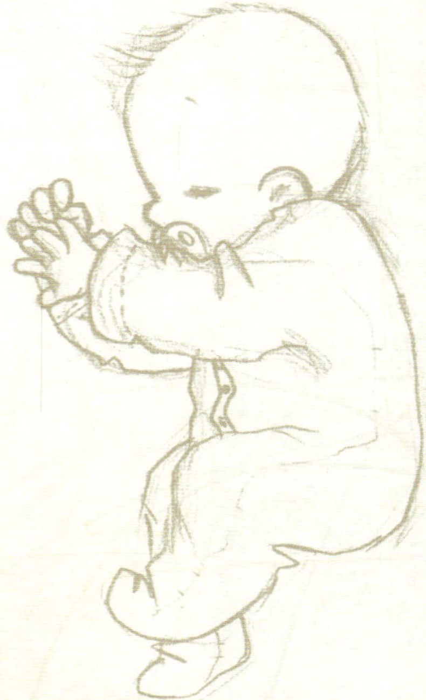

# Schon mal ein paar Bodys shoppen?

Günstige, gebrauchte Kinderkleidung gibt es auf Flohmärkten. Bei großen Kinder-Flohmärkten werden Schwangere oft eine halbe Stunde vor den übrigen Besucherinnen auf das Gelände gelassen. Es geht dabei vor allem darum, deinen Bauch vor dem Gedränge zu schützen – und das ist bei manchen Flohmärkten, wo jagende Löweneltern um die besten Teile kämpfen, bitter nötig. Ein schöner Nebeneffekt der Sonderregelung ist, dass du dir die besten Schnäppchen greifen kannst – ganz ohne Kampf. Tipp: Vergiss deinen Mutterpass nicht. Selbst mit dickem Bäuchlein sind die Verantwortlichen manchmal sehr streng beim Einlass.

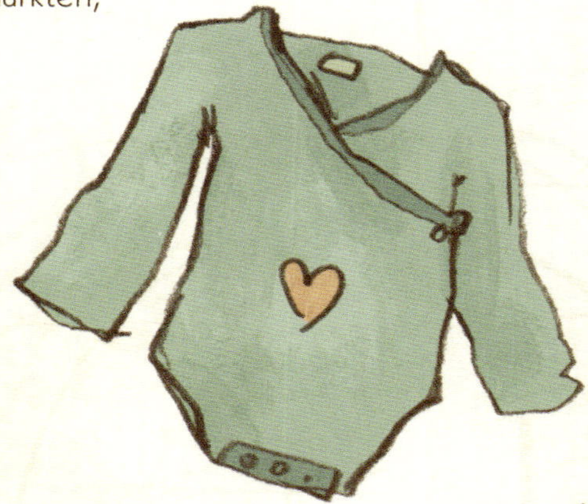

# Das (werdende) Leben feiern

Feiern zu Ehren der werdenden Mutter und des ungeborenen Kindes haben in Deutschland keine Tradition. Daher gibt es sie hier noch nicht so lang. Schade eigentlich, denn das Baby wird ja nicht nur von den Eltern sehnlichst erwartet, sondern auch in eine ganze Gemeinschaft hineingeboren. Mit dieser Gemeinschaft oder zumindest mit den Frauen an der Seite der werdenden Mutter gemeinsam die baldige Geburt des Babys zu feiern, ist ein wirklich schöner Gedanke. Kein Wunder also, dass der Trend der »Babyshower« aus Amerika längst zu uns herübergeschwappt ist.

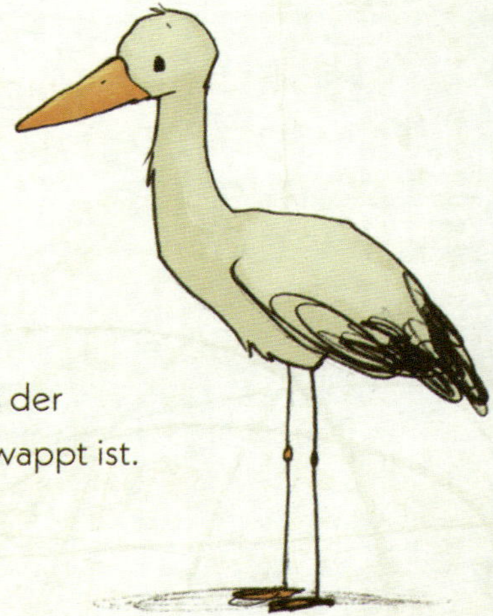

# Verblüffend

Mit 14 Zentimetern Körperlänge ist dein Baby jetzt etwa so groß wie ein Geodreieck. Pro Minute bilden sich aktuell bis zu 200.000 Gehirnzellen. Wenn du also gerade etwas vergesslich bist oder durch den Wind, mach dir nichts draus. Mehr »Hirnarbeit« als du kann man gerade kaum leisten.

# Endspurt vor dem Mutterschutz

Du hast noch ein paar Wochen vor dir, bevor der Mutterschutz beginnt. Vollzeit zu arbeiten kann dir mittlerweile ziemlich anstrengend vorkommen. Besonders Bürojobs und körperlich anspruchsvolle Arbeit sind nicht das Gelbe vom Ei für deinen Körper. Plane bewusst Pausen ein, versuche, regelmäßig aufzustehen, dich nicht zu stark zu belasten und Stress an dir abperlen zu lassen wie Wasser auf einem Wachstuch. Einfach gesagt, schon klar ... aber einen Versuch ist es wert.

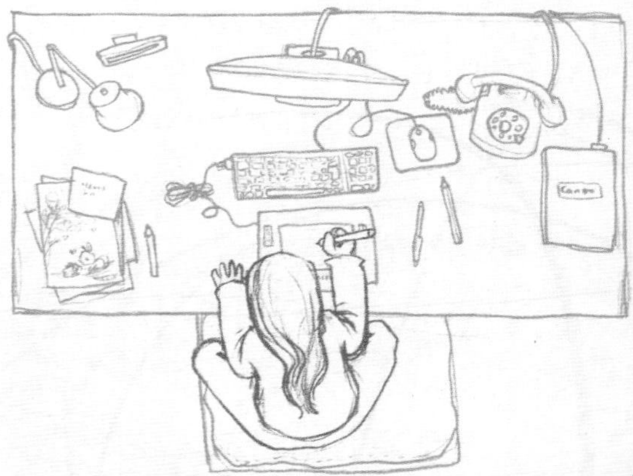

# Deine Brüste wachsen

Vielleicht drücken und nerven deine alten BHs mittlerweile. Theoretisch kannst du auch schon jetzt auf Still-BHs umsteigen. Allerdings kann es sein, dass der Milcheinschuss deine Brüste später noch in ganz andere Dimensionen wachsen lässt. Da sich die Größe der Brüste aber im Laufe der Stillzeit auch wieder etwas normalisiert, kannst du die Still-BHs, die du jetzt kaufst, trotzdem bestimmt irgendwann wieder gebrauchen.

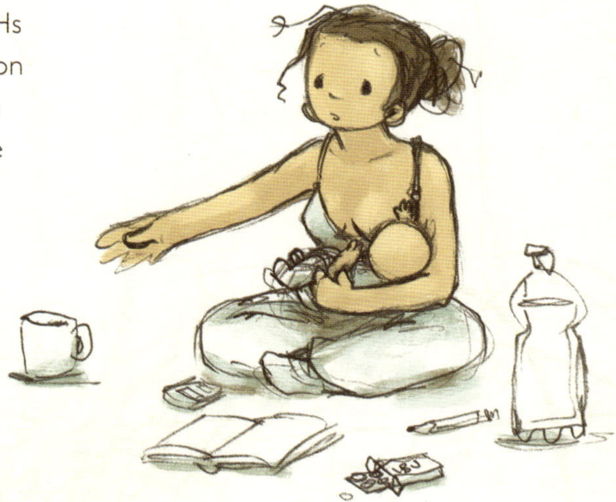

# Dein Körper vollbringt ein Wunder

In der Schwangerschaft kann sich dein Verhältnis zu deinem Körper grundlegend ändern. Viele Frauen fühlen sich viel wohler in ihrer Haut während dieser zehn Monate. Andere wiederum fühlen sich unsicher, weil ihr Körper weicher, runder und schwerer wird.
Auch wenn es grundsätzlich vermutlich nichts an deinem Selbstbild und an deinen Selbstzweifeln ändern wird – lass uns kurz feiern, was hier gerade passiert: In deinem Körper wächst ein echter Mensch heran! Dein Kind!

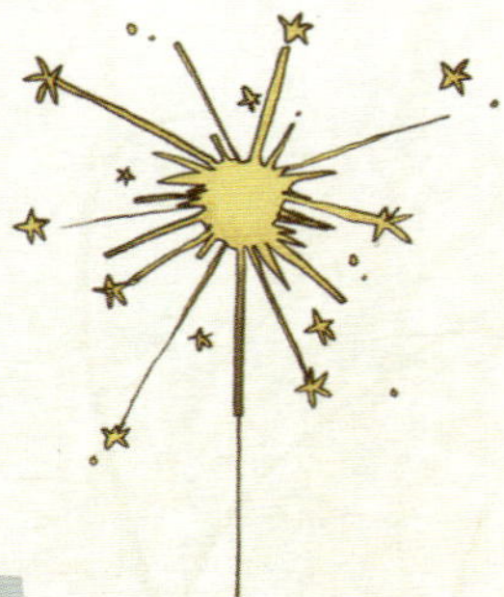

# Eine kleine Nachtmusik

Falls du eine Spieluhr für dein Baby hast, kannst du sie schon jetzt auf deinen Bauch legen und gemeinsam mit deinem Kind zu den beruhigenden Klängen entspannen. Dein Baby wird sich an die vertrauten Geräusche erinnern, wenn es auf der Welt ist.

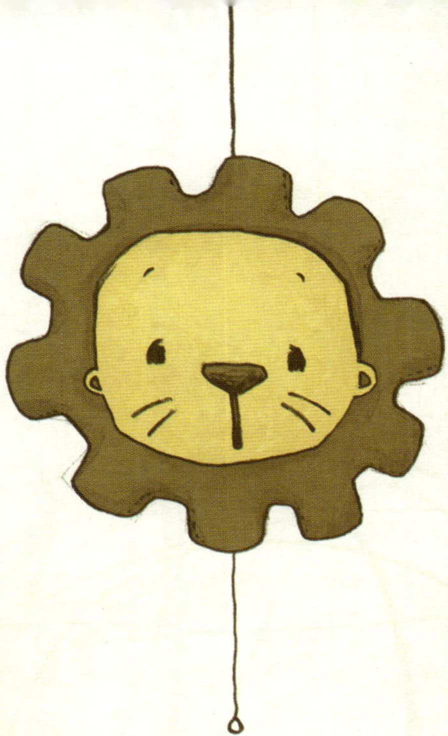

# Kleines Mantra für dein Baby

Da werden Hände sein, die dich tragen, und Arme,
in denen du sicher bist, und Menschen, die dir ohne Fragen zeigen,
dass du willkommen bist.

***Khalil Gibran***

# Du bist genug

Der Gedanke, Mutter zu werden, kann ab und an durchaus Druck aufbauen. Vielleicht spürst du bereits Erwartungen von außen oder du machst dir selbst Gedanken, ob du dieser Aufgabe gewachsen bist. In solchen Momenten des Grübelns und Zweifelns hilft es sehr, dich ganz auf dich, dein Kind und auf das Hier und Jetzt zu fokussieren. Kannst du genießen, was ihr beide gerade füreinander seid? Dieses bewusste Genießen des Moments kann dich wie ein Schutzschild gegen Zukunftsängste und Sorgen durch die ganze Mutterschaft begleiten.

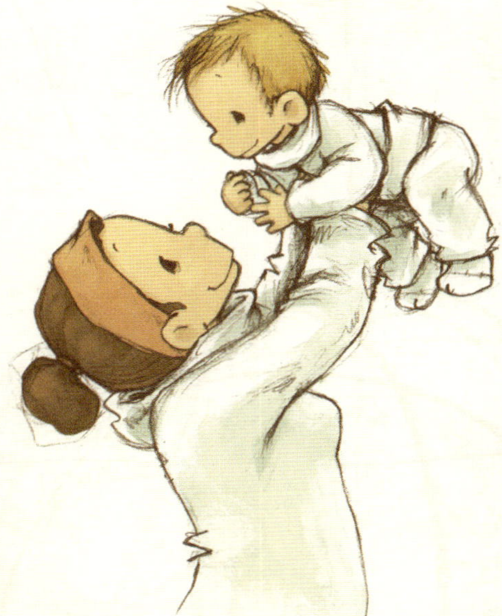

# Babymoon

Honeymoon oder die guten alten Flitterwochen kennt man ja: Die erste Reise zu zweit als verheiratetes Paar. Babymoon ist das Gegenstück dazu: eine Reise gegen Ende der Zweisamkeit, kurz bevor das erste Kind geboren wird. Diese Reise bewusst zu genießen, kann sie besonders machen und euch als Paar stärken, bevor ihr in das Abenteuer Familie startet.

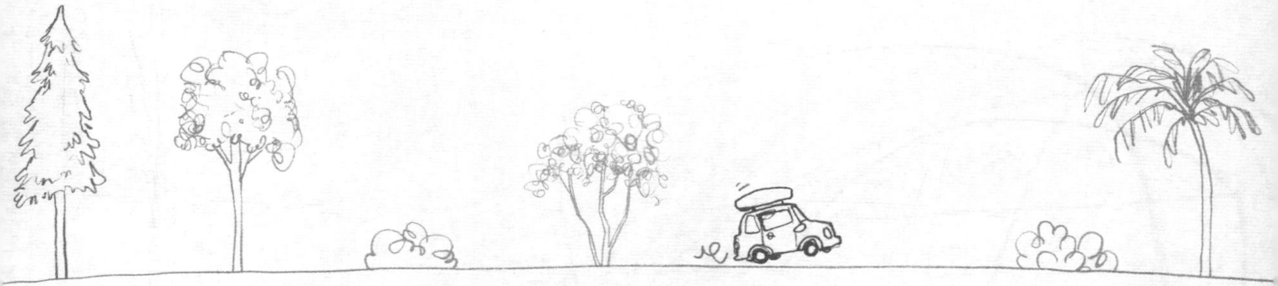

## Schon im 6. Monat ab heute!

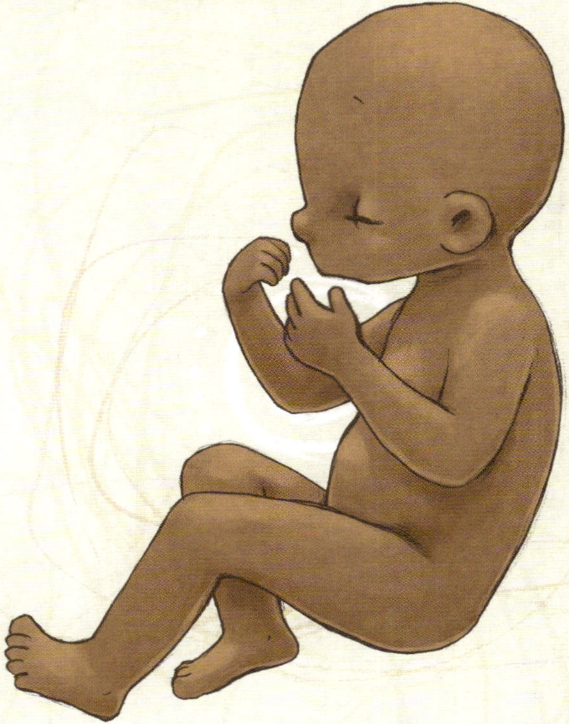

# Der 7. Schwangerschaftsmonat

**Du:** Der Gedanke, dass das Gewicht des Babys sich vermutlich noch verdoppelt oder sogar verdreifacht, ist merkwürdig, oder? Noch etwa zwölf Wochen, dann hältst du dein Baby in deinen Armen. Wie geht es dir bei diesem Gedanken?

**Dein Baby:** Dein kleiner Schatz verkostet Fruchtwasser, spielt und reagiert nun auch auf Licht, denn die Augen kann er jetzt schließen und öffnen.

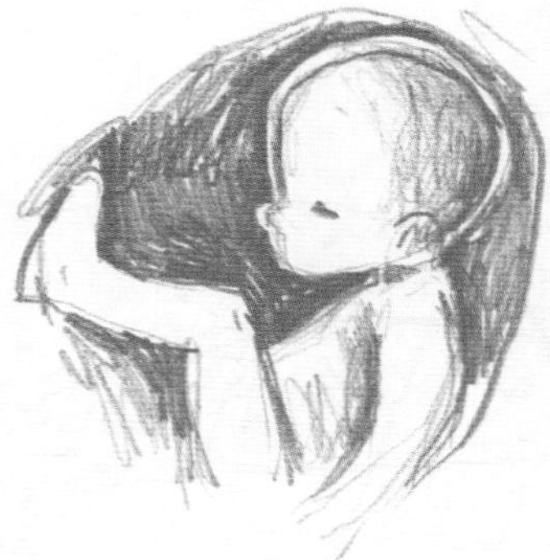

# Der 6. Schwangerschaftsmonat

**Du:** Im 6. Monat wird der wachsende Bauch meist zum Thema – zum Beispiel, wenn du dich bückst oder viel gegessen hast. Dein Körper fühlt sich jetzt einfach anders an. Bestimmt bemerkst du aber auch langsam, dass die Außenwelt dich nun immer mehr als Schwangere wahrnimmt und anders auf dich reagiert – beispielsweise mit »gut gemeinten Ratschlägen« à la »Schlaf noch mal richtig, bald ist es vorbei mit der Ruhe«.

**Dein Baby:** In deinem Bauch geht die Post ab, zumindest was die Lautstärke betrifft, und das kann dein Baby jetzt deutlich hören. Dein Blutfluss, dein Herz und deine Verdauung spielen ein Dauerkonzert auf einem Dezibel-Level, mit dem du dir jeden Nachbarn, zumal bei einer 24-Stunden-Beschallung, zum Erzfeind machen würdest.

# Whoohooo …
# … der 7. Monat ist angebrochen

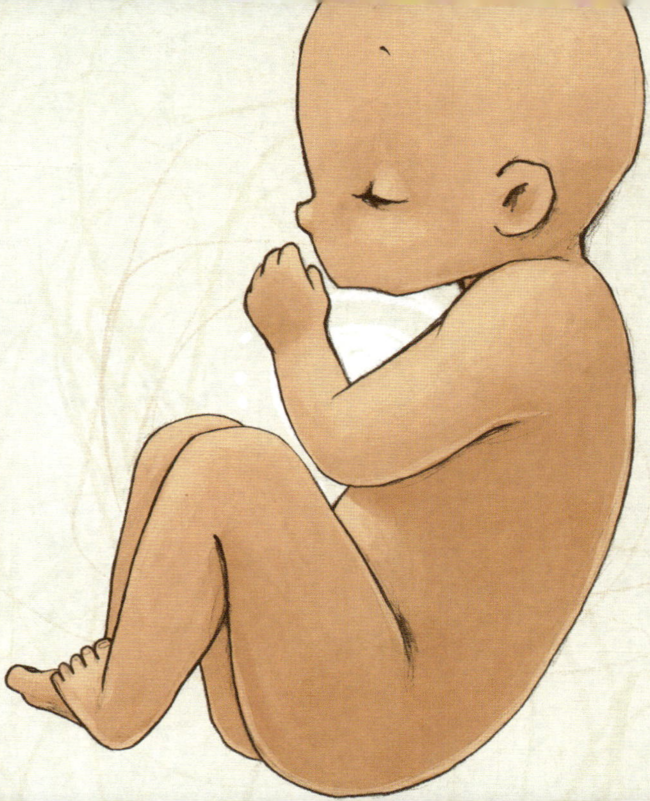

**Selfcare für heute:** Die Welt tendiert jetzt dazu, dich ein bisschen zu verwöhnen. Nimm es an. Du hast es verdient.

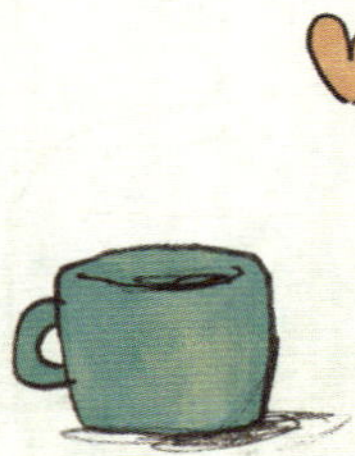

# Fehlt dir ab und zu ein Genussschlückchen?

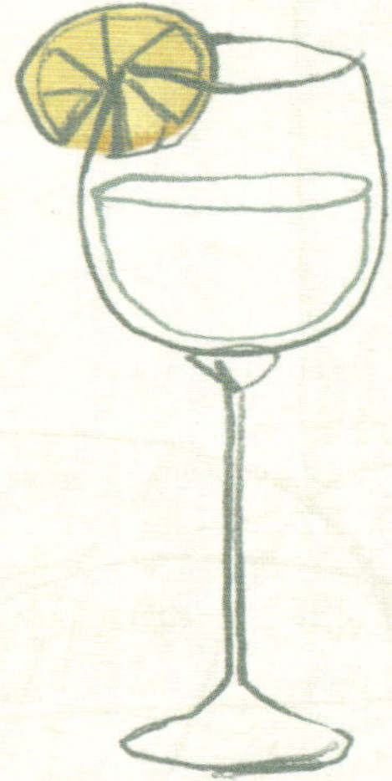

Wenn du vor der Schwangerschaft gerne mal ein Glas Wein oder ein Bier getrunken hast, fühlen sich Schwangerschaft und Stillzeit in völliger Abstinenz vielleicht lang für dich an. Zum Glück gibt es mittlerweile viele tolle alkoholfreie Alternativen, mit denen man anstoßen kann. Vielleicht kannst du mit ein paar Freundinnen eine kleine Null-Prozent-Verkostung machen und ein paar Drinks testen?

# Das erste Spielzeug

Babys nutzen die Bauchnabelschnur in diesem Stadium gern als Spielzeug. Aber keine Angst, dabei kann nichts kaputtgehen.

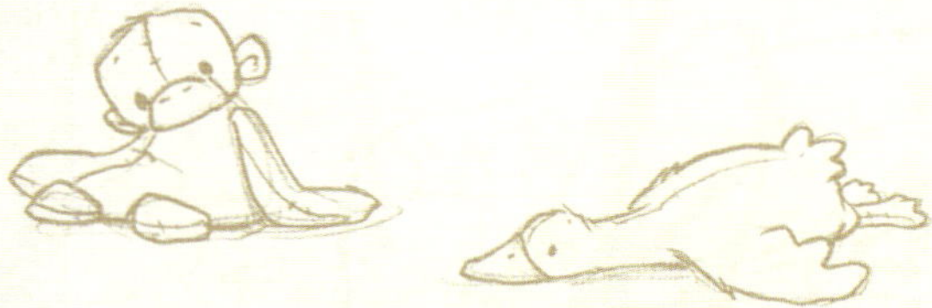

# Eine Menge Wasser

Dein Körper bunkert während der Schwangerschaft viel Wasser. Zum einen in Form von Fruchtwasser und zusätzlichem Blut, zum anderen lagert er aber auch Wasser in den Beinen, Armen, der Hüfte und an anderen Stellen ein. Dieser Trick der Natur soll den Körper auf den Blutverlust während der Geburt und auf mögliche Durststrecken optimal vorbereiten.
Wenn dein Körper allerdings sehr plötzlich sehr viel Wasser einlagert, sollte dein Gynäkologe oder deine Gynäkologin das abklären.

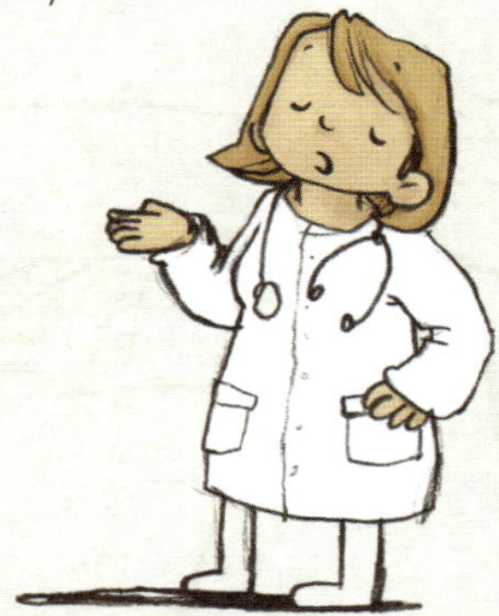

# Was brauchst du gerade?

Die beziehungsschützendste Frage der Welt. Sie wird dir und deinem Partner oder deiner Partnerin dabei helfen, Missverständnisse zu vermeiden und eure Bedürfnisse gegenseitig anzuerkennen, ohne sie unbedingt verstehen zu müssen. Schon jetzt in der Schwangerschaft wird es nämlich immer schwerer, sich in die Situation des anderen Parts reinzudenken. Wenn euch die Frage »Was brauchst du gerade?« durch die Beziehung begleitet, kann euch so schnell nichts umhauen.

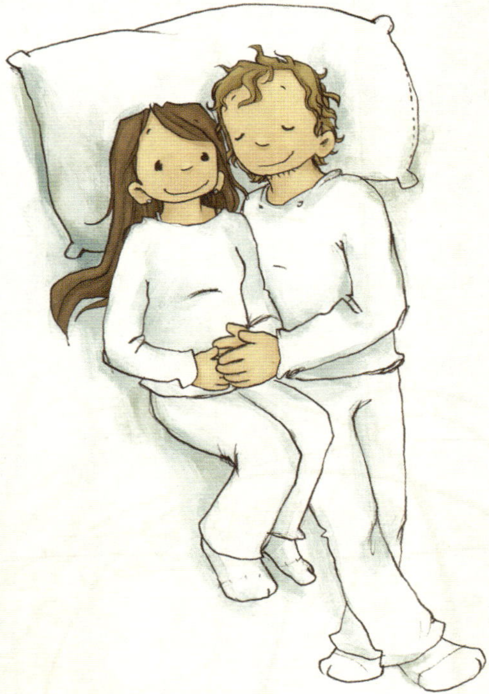

# Welches Krankenhaus ist das richtige?

Vermutlich wird dir dein Bauchgefühl bei dieser Frage schnell eine Richtung zeigen. Folgende Fragen können bei der Entscheidung helfen:

- Wie wichtig ist dir/euch eine Kinderstation oder Kinderintensivstation in dem Krankenhaus? Wenn nicht: Könntest du auch bei einer Verlegung mit deinem Kind zusammenbleiben?
- Wie ist die Einstellung des Krankenhauses zu Kaiserschnitten und passt das zu deiner Einstellung?
- Gibt es Familienzimmer? Wie wahrscheinlich ist es, dass ihr eines bekommt? Wie teuer ist so ein Zimmer?
- Wie schnell kannst du das Krankenhaus erreichen?
- Was sagt dein Bauchgefühl, wenn du das Krankenhaus betrittst?

# Welcome back, kleiner Schatz!

Zwischen der 19. und der 22. Schwangerschaftswoche steht die zweite große Ultraschalluntersuchung an. Abgesehen von den medizinischen Gründen für die Untersuchung ist das Wiedersehen per Ultraschall eine tolle Möglichkeit, dich ganz bewusst mit deinem Kind zu verbinden und ihm ein wenig beim Spielen zuzuschauen. Ist es nicht schön, dass deine Augen schon in 135 Tagen ungestört und stundenlang auf deinem Kind ruhen dürfen?

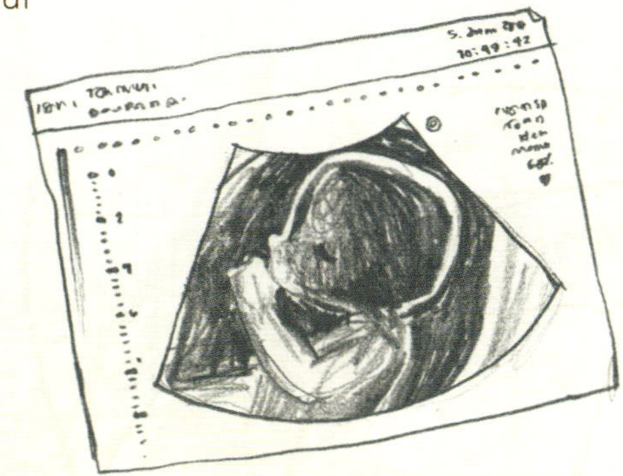

# Die erste gute Tat

Stammzellen aus Nabelschnurblut sind für Menschen, die auf eine Stammzellenspende angewiesen sind, sehr wertvoll. Da die Stammzellen von einem Neugeborenen stammen, werden sie seltener abgestoßen als Stammzellen älterer Menschen. Außerdem können sie völlig schmerzfrei gewonnen werden. Leider werden Nabelschnüre samt Stammzellen trotzdem in den meisten Fällen einfach entsorgt. Wenn du dein Nabelschnurblut spenden willst, informiere das Team der Klinik bereits jetzt.

# Focus on the good

Verstimmungen, unerklärliche Traurigkeit und Zweifel sind ganz normal während der Schwangerschaft (und eigentlich in jeder Lebenssituation). Wir sind als Menschen gar nicht gebaut für immerwährendes Glück. Mach dir keine Sorgen, dass dein Kind durch deine Stimmung mit runtergezogen wird. Ab und an nicht gut drauf zu sein, zu weinen oder auch mal einen mentalen Ausraster de luxe zu haben – das schadet deinem Kind ganz sicher nicht.

# Umstandsmode

Wenn deine Lieblingsoberteile durch die Wölbung deines Babybauchs vorne etwas zu kurz erscheinen, kannst du mit einem langen Top darunter verhindern, dass du unfreiwillig Haut zeigst. Wenn du keine langen Tops hast, kannst du auch ein altes Top so zurechtschneiden, dass du es wie einen Schlauch überall am Bauch oder Hosenbund platzieren kannst. Wer braucht schon Topträger, wenn ohnehin alles so eng anliegt, dass es nicht rutscht?

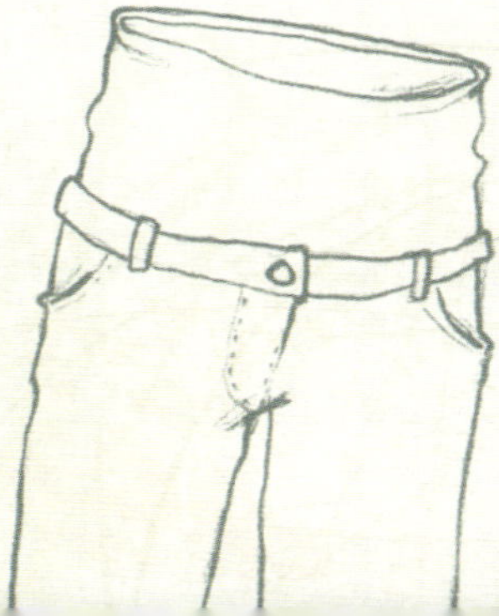

# Halbzeit!

Du hast nun 133 Schwangerschaftstage hinter dir und statistisch gesehen noch etwa 133 vor dir. Wenn das kein Grund ist, heute ein kleines Bergfest zu feiern ...

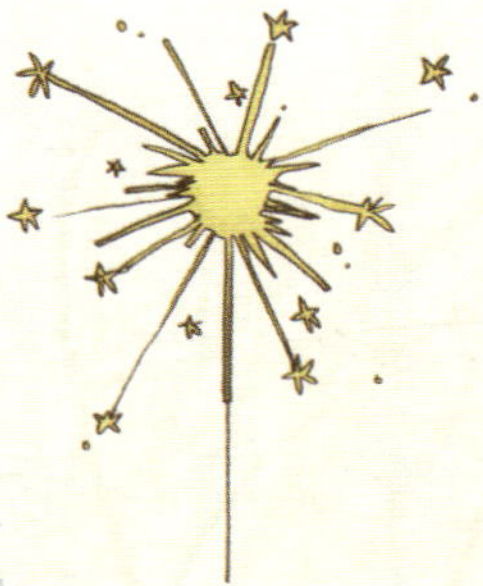

# Geschwisterkind?

Falls du nicht das erste Kind bekommst: Überlege, wie du dir als Mutter auch exklusive Zeiten mit dem Geschwisterkind einräumen kannst, wenn das Kleine auf der Welt ist. Besprich schon vorher mit deinem Umfeld, dass du für dieses wichtige Anliegen Unterstützung brauchst. Vielleicht kannst du feste Zeiten einführen, in denen ihr, du und das große Kind, wirklich nur im Notfall gestört werden dürft. Dein großes Kind wird es sicher sehr genießen, in dieser Zeit deine ungeteilte Aufmerksamkeit zu bekommen.

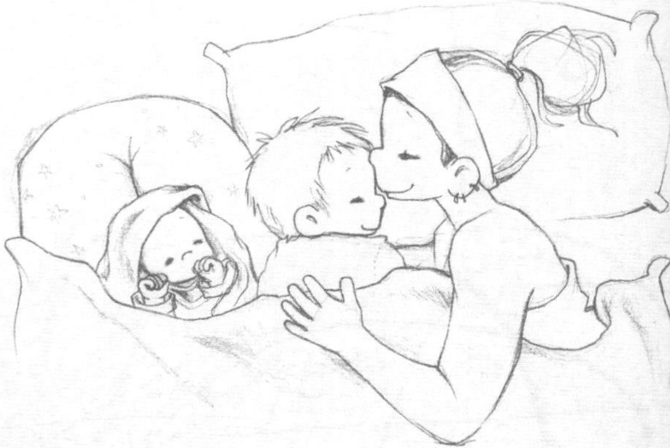

# Dein Beruf, deine Berufung

Fällt es dir noch schwer, dir dein Berufsleben nach der Elternzeit vorzustellen? Das ist verständlich. Aber die Zeiten, in denen Mutterschaft beruflichen Stillstand bedeutete, sind glücklicherweise längst vorbei. Du wirst auch nach der Elternzeit Möglichkeiten haben, dein Leben zu gestalten. Vielleicht kommen dir im Laufe der nächsten Monate oder Jahre ja sogar Ideen, neue berufliche Wege zu gehen.

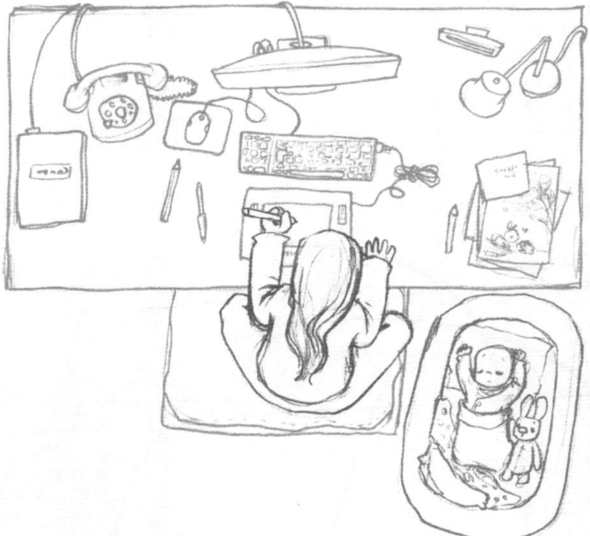

# Magnesium

Dein Körper braucht während der Schwangerschaft viel Magnesium. Den erhöhten Bedarf kannst du mit einer gesunden und ausgewogenen Ernährung decken. Viel Magnesium enthalten zum Beispiel:

- Vollkornprodukte
- Nüsse
- Hülsenfrüchte
- Mangold
- Datteln
- Zartbitterschokolade (ein Glück!)

## So viele Gesprächsthemen

Vergesst über all die Kinderwagen- und Elternzeit-Diskussionen nicht, auch wichtige Fragen zur Geburt zu klären, zum Beispiel:

- Möchtest du deine Plazenta zu Gesicht bekommen?
- Hättet ihr in der Klinik gerne ein Familienzimmer?
- Soll die Nabelschnur auspulsieren?
- Schließt du bestimmte Methoden der Geburtseinleitung aus?
- Wollt ihr das Nabelschnurblut einlagern oder spenden?
- Hast du einen religiösen oder kulturellen Hintergrund, von dem das Entbindungsteam wissen sollte?

# Empathie gefragt

Die ersten zarten Kindsbewegungen können für den zweiten Elternteil auch ein bisschen schwierig sein, weil er oder sie von diesem Mutter-Kind-Erlebnis ausgeschlossen ist. Frag am besten nach, ob du davon bis ins Detail erzählen sollst oder ob der andere Elternpart lieber darauf warten möchte, bis er auch selbst die Bewegungen durch die Bauchdecke hindurch von außen spüren kann.

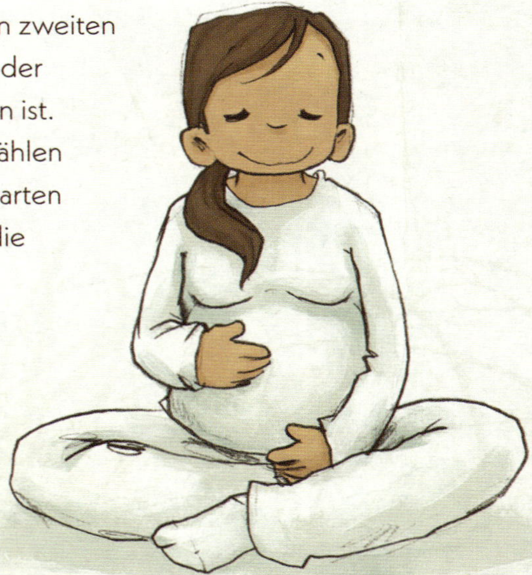

# Wenn ihr morsen könntet, …

… dann wäre die Kommunikation jetzt richtig spannend. Aber im Grunde müsst ihr das gar nicht, denn über deinen Blutkreislauf seid ihr sowieso ständig verbunden. Dein Baby fühlt im Moment so mit dir wie kein anderer auf der Welt. Ist das nicht schön?

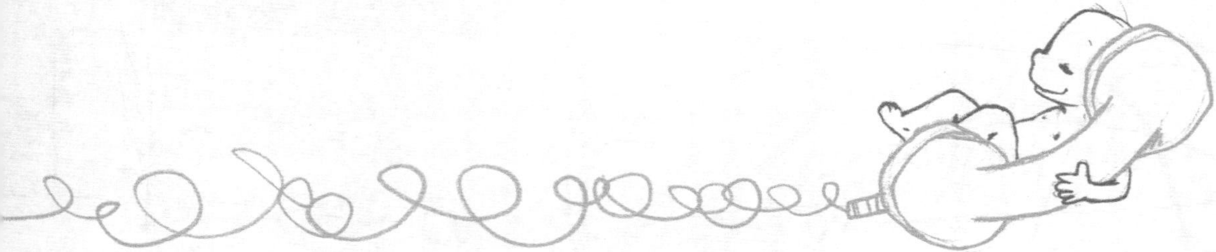

# Voller Energie

Auch wenn Schlafen vielleicht schon nicht mehr ganz so einfach ist und der Bauch schon deutlich rund wird: Der 6. Monat kann – falls es dir gut geht – ein richtig energiereicher Schwangerschaftsmonat sein. Falls du dich bisher nicht dazu aufraffen konntest, ist jetzt genau der richtige Zeitpunkt, ein bisschen Sport in deinen Alltag zu integrieren. Und ja, Spazierengehen zählt natürlich auch als Sport!

## Kleiner Tipp für die Namenswahl

Um unnötigen Frust zu vermeiden, erzählt euren Angehörigen erst von der Namenswahl, wenn das Kind auf der Welt ist. Kein (netter) Mensch wird es wagen, den Namen eures Kindes offen zu kritisieren, wenn es niedlich und wohlduftend vor ihm liegt. Außerdem macht es auch Spaß, dieses Wissen noch als Familiengeheimnis zu wahren.

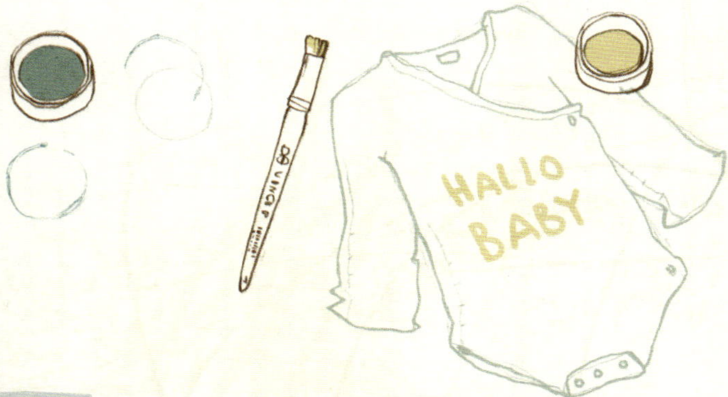

# Anschaffung des Tages: ein Stillkissen

Vielleicht hast du bereits ein Stillkissen oder hast vor, dir eins zu kaufen? Jetzt ist der richtige Zeitpunkt, es in dein Bett zu legen. So kannst du dich bequem im Schlaf darauf abstützen.

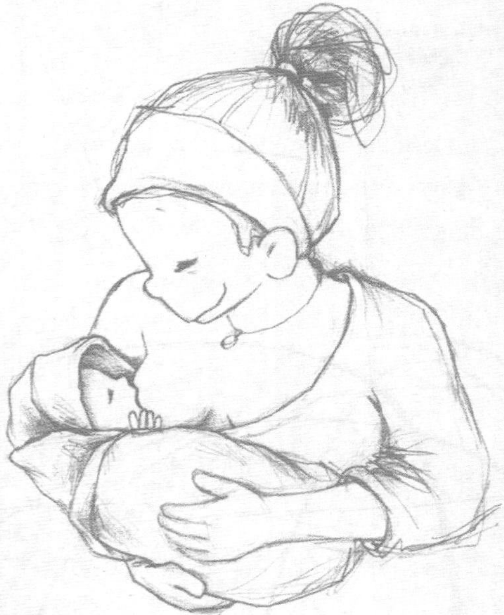

# Ganz schön laut hier, Mama!

Es ist beinahe lustig, dass Neu-Mamas oft auf Zehenspitzen um ihre Neugeborenen herumtänzeln. Die Kleinen sind durch all die Geräusche, die sie im Körper der Mutter hören, nämlich so einiges an Krach gewöhnt, wenn sie auf die Welt kommen. Während des Dauerkonzerts in deinem Bauch nuckelt dein Baby gerade viel und gerne alles an, was ihm in die Quere kommt – die eigenen Finger, Fußzehen oder die Nabelschnur.

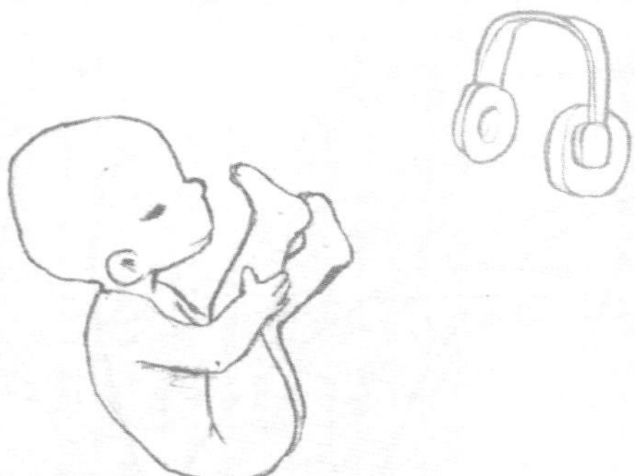

# Pipi im Pool

Das Fruchtwasser erfüllt nicht nur die Funktion eines Planschbeckens für deinen Schatz. Das Baby beginnt auch, mehr davon zu trinken. Anschließend wird die Flüssigkeit über die Nieren und Harnblase wieder ausgeschieden. Irgendwie eklig, dass dein Baby in sein eigenes Poolwasser pinkelt? Mach dir keine Sorgen. Der Urin deines Babys ist noch völlig sauber und kann das Fruchtwasser nicht verunreinigen.

Noch sooooo lange,
bis du endlich
in meinen Armen liegst,
kleiner Schatz!

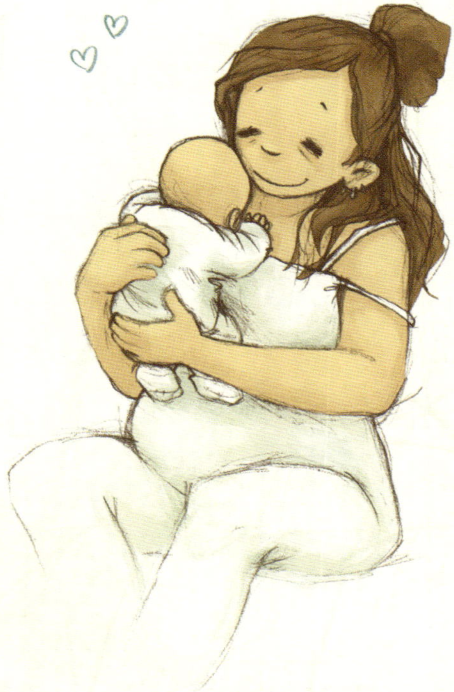

# Ganz schön schwer

Dein Kleines wiegt in der 23. Schwangerschaftswoche etwa 600 Gramm. Es strampelt nun immer kräftiger, und seine Tritte und Bewegungen sind immer deutlicher zu spüren.

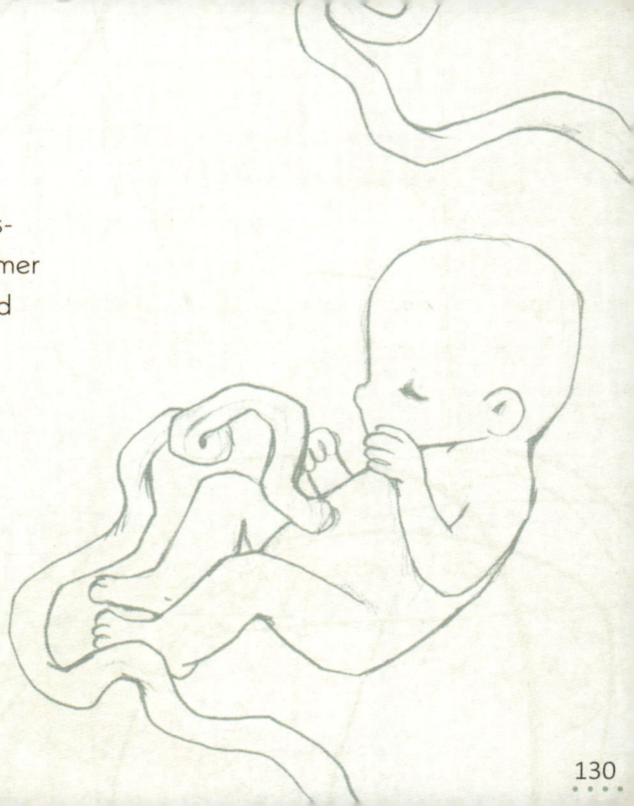

# So viele Emotionen

Jedes Gefühl, das in dir aufkeimt, möchte dir etwas sagen. Das zu ignorieren oder nicht zuzulassen führt leider oft dazu, dass das Gefühl intensiver wird und sich mit seiner Mission immer mehr aufdrängt. Auch wenn es anstrengend und manchmal schmerzhaft ist: Sich einem Gefühl ganz hinzugeben und sich mit den Ursprüngen der Gefühle auseinanderzusetzen, kann sehr heilsam sein.

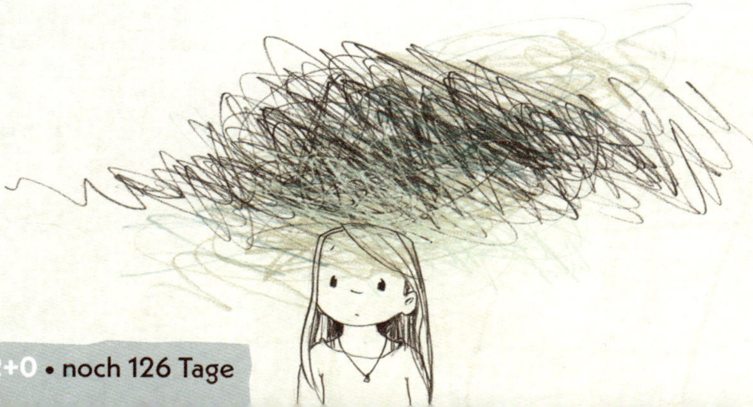

# Eltern-Skill: Doppelspitze

Ihr könnt schon jetzt einen festen wöchentlichen Termin für Organisatorisches einführen. Klingt unromantisch? Macht nix. In Zukunft werdet ihr es einfacher haben, denn eine Familie ist auf ihre Weise auch ein Team, das ihr gemeinsam leiten werdet. Und kein Doppelspitzenteam der Welt fände einen wöchentlichen Orga-Termin sinnlos.

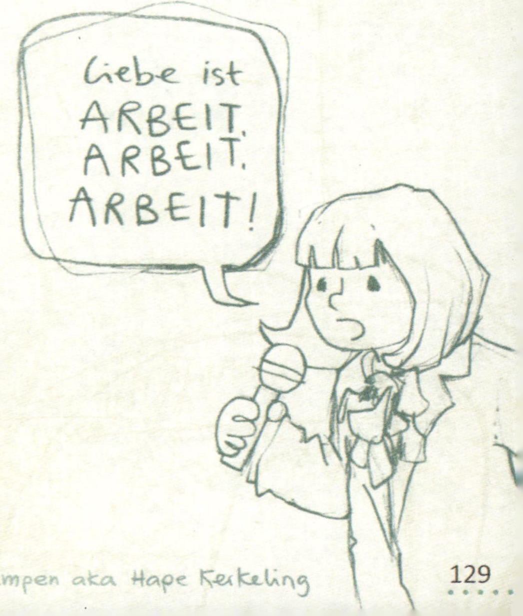


Evje van Dampen aka Hape Kerkeling